主　编｜陈士林　中国医学科学院药用植物研究所
　　　｜林余霖　中国医学科学院药用植物研究所

中国药材图鉴

中药材及混伪品鉴别

Chinese Medicinal Herbs

第 三 卷

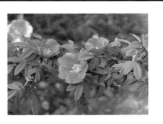
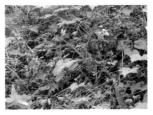
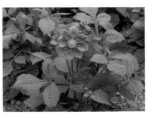
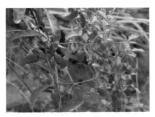
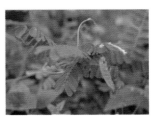

中医古籍出版社

目录
contents

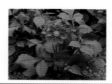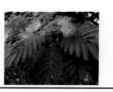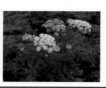

本 卷 目 录

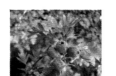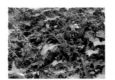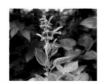

目录 contents

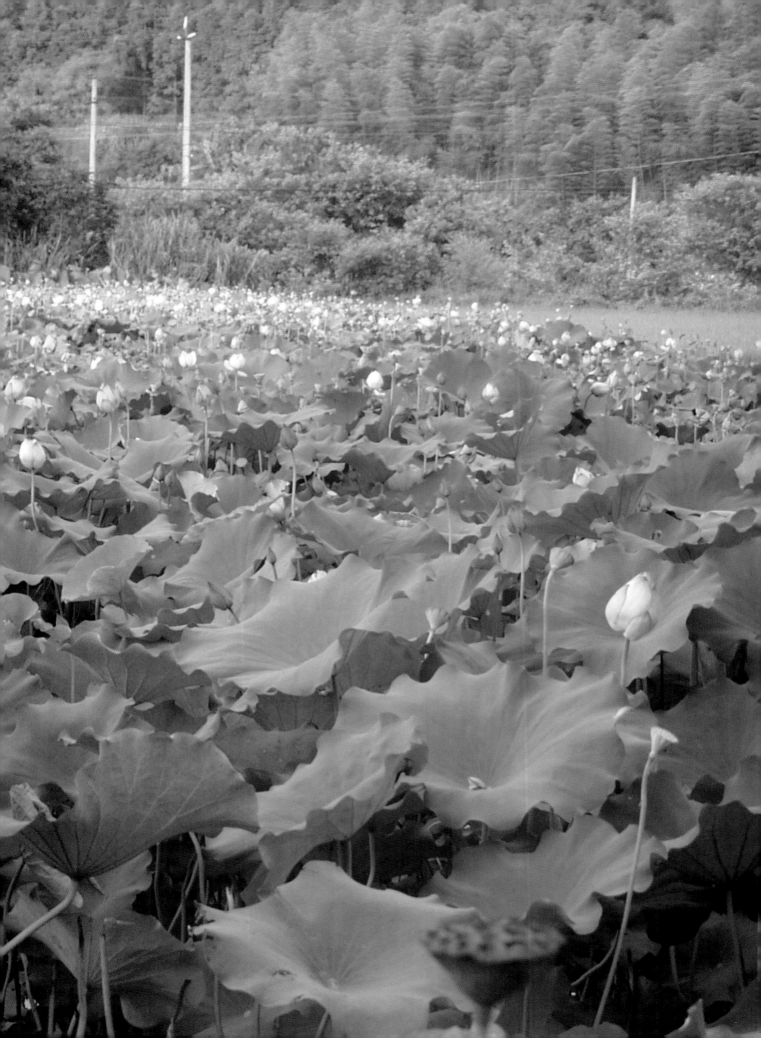

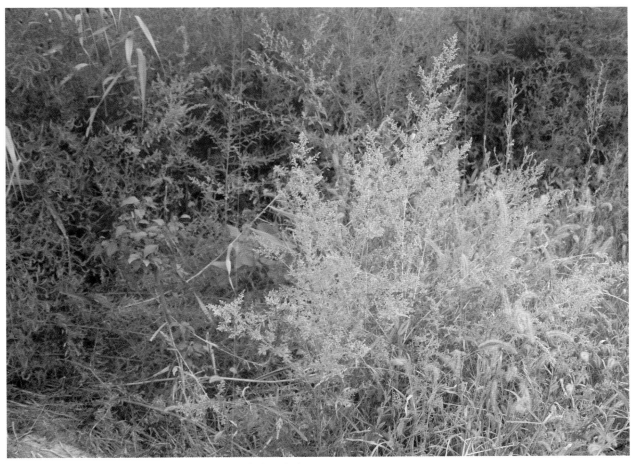

黄花蒿生境 *Artemisia annua*

青蒿

青蒿 Qinghao

⊙【来源】

青蒿为菊科(Compositae)植物黄花蒿的干燥地上部分。

⊙【原植物】

黄花蒿 *Artemisia annua* L. 别名：臭蒿，臭青蒿，草蒿。

一年生草本。株高40～100cm。茎直立，具纵沟棱，无毛，多分枝。基部叶及茎下部叶花时常枯萎；中部叶卵形，长4～7cm，宽3～5cm，2～3回羽状全裂，呈栉齿状，小裂片长圆状线形或线形，先端锐尖，全缘或具1～2锯齿，上面绿色，下面淡绿色，两面无毛或被微毛，密布腺点；上部叶小，常1～2回羽状全裂。头状花序，球形，直径1.5～2mm，有短梗，下垂，苞叶线形，极多数密集成扩展而呈金字塔形的圆锥状。总苞无毛，2～3层；外层苞片狭长圆形，绿色，边缘狭膜质；内层苞片卵形或近圆形，边缘宽膜质。花筒状，黄色；边花雌性，10～20朵；中央花两性，10～30朵，均结实。花托长圆形，无托毛。瘦果，长圆形，长

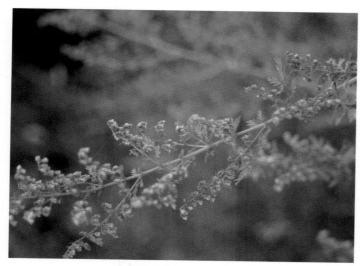

黄花蒿花枝 *Artemisia annua*

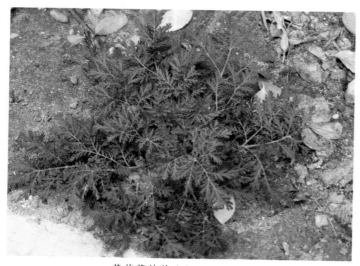

黄花蒿幼苗 *Artemisia annua*

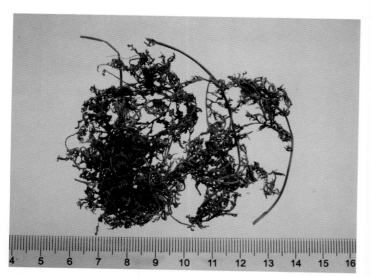

青蒿药材 *Artemisia annua*

约0.7mm，无毛。花、果期8～10月。

⊙【生境分布】

生于旷野、山坡、路边、河岸。分布于全国各地。

⊙【采收加工】

夏季花开前枝叶茂盛时，割取地上部分，除去老茎，阴干。

⊙【药材性状】

黄花蒿茎呈圆柱形，上部多分枝，长30～80cm，直径0.2～0.6cm；表面黄绿色或棕黄色，具纵棱线；质略硬，易折断，断面中部有髓。叶互生，暗绿色或棕绿色，卷缩易碎，完整者展平后为三回羽状深裂，裂片及小裂片矩圆形或长椭圆形，两面被短毛。气香特异，味微苦。

⊙【炮制及饮片】

除去杂质，喷淋清水，稍润，切段，晒干。

⊙【性味功能】

味苦、辛，性寒。有清热解毒，除蒸，截疟的功能。

⊙【主治用法】

用于暑邪发热，痢疾，骨蒸劳疟疾寒热，湿热黄疸。用量4.5～9g。

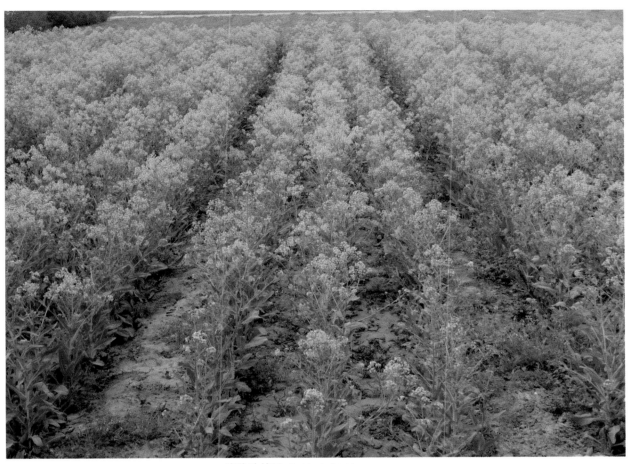

菘蓝种植园 *Isatis indigotica*

板蓝根

板蓝根 Banlangen

菘蓝花枝 *Isatis indigotica*

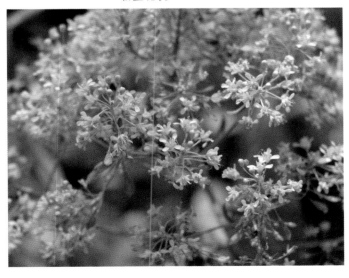

⊙【来源】

板蓝根为十字花科(Cruciferae)植物菘蓝的干燥根。

⊙【原植物】

菘蓝 *Isatis indigotica* Fort.参见"大青叶"项。

⊙【生境分布】

多为栽培，分布于全国各地。

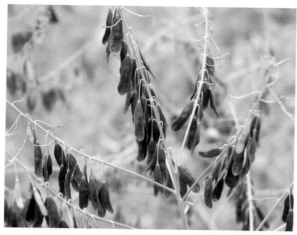

菘蓝果枝
Isatis indigotica

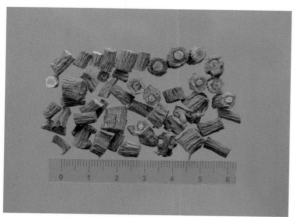

板蓝根饮片
Isatis indigotica

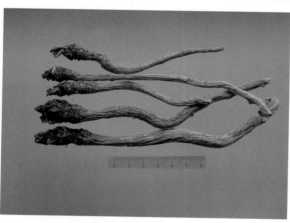

板蓝根药材
Isatis indigotica

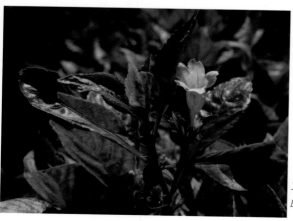

马蓝花枝
Baphicacanthus cusia

⊙【采收加工】

秋季挖根，去净茎秆，洗净，顺直，晒至七八成干，捆成小把，再晒干。

⊙【药材性状】

根圆柱形，扭曲，长10～20cm，直径0.3～1.2cm。灰黄色或淡棕黄色，有纵皱纹，支根痕及皮孔。根头稍膨大，有轮状排列暗绿色叶柄残基、叶柄痕及疣状突起。质实而脆，折断面平坦，皮部淡棕色，木部黄色。气微，味微甜而后涩。

⊙【炮制及饮片】

除去杂质，洗净，润透，切厚片，干燥。

⊙【性味功能】

味苦，性寒。有清热解毒，凉血利咽的功能。

⊙【主治用法】

用于温病发热，发斑，风热感冒，咽喉肿烂，流行性脑膜炎，流行性乙型脑炎，肺炎，腮腺炎，喉痹。用量10～30g。

 混 伪 品

1. 植物菘蓝 *Isatis indigotica* Fort. 的干燥叶为大青叶。参见"大青叶"项。

2. 爵床科植物马蓝 *Baphicacanthus cusia*（异名*Strobilanthes cusia*）的干燥根为南板蓝根。参见"南板蓝根"项。

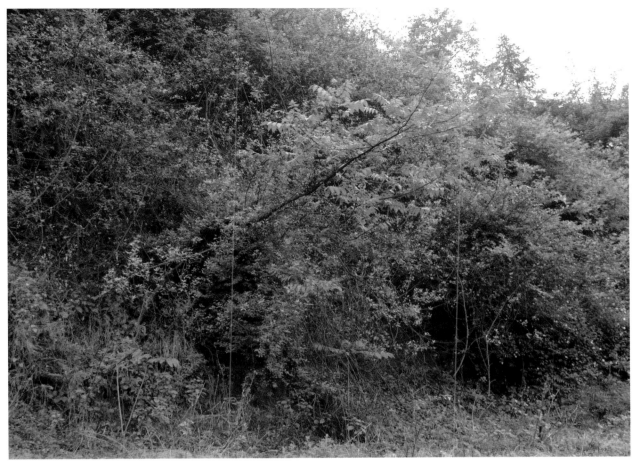

苦木生境 *Picrasma quassioides*

苦木

苦木 Kumu

⊙【来源】

苦木为苦木科（Simaroubaceae）植物苦木的干燥枝及叶；根及树皮也入药。

⊙【原植物】

苦木 *Picrasma quassioides* (D.Don) Benn. 别名：苦皮树，苦胆木，苦皮子。

落叶小乔木或灌木，高7～10m。树皮有苦味，灰黑色，平滑，有灰色皮孔和斑纹，幼枝绿色，有明显黄色皮孔。单数羽状复叶互生：小叶9～15，近无柄，对生；叶卵形或卵状椭圆形，长4～10cm，宽2～4.5cm，先端锐尖，基部楔形，偏斜，边缘有钝锯齿，叶下中脉有柔毛。聚伞花序腋生，有花6～8朵，总花梗长，有柔毛；花杂性异株，黄绿色，簇生，雄花萼片4～5，背面有细毛；花瓣4～5，卵形或倒卵形，与萼片对生；雄蕊4～5，着生于花盘基部，花丝有毛；雌花较雄花小；雌花萼片、花瓣与雄花相等；心皮4～5，合生。核果倒卵形，3～4个并生，成熟时蓝绿色至红色。花期5～6月。果期8～9月。

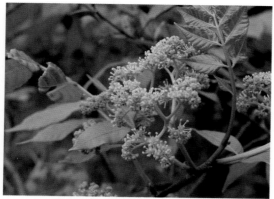

苦木的花 *Picrasma quassioides*

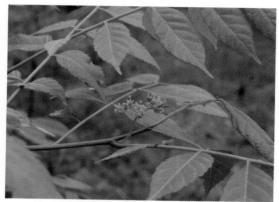

苦木花枝 *Picrasma quassioides*

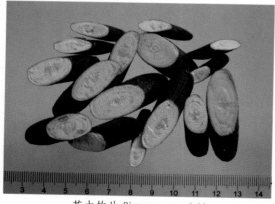

苦木饮片 *Picrasma quassioides*

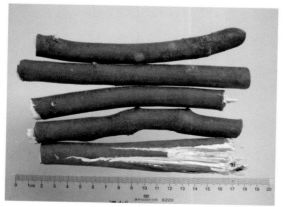

苦木药材 *Picrasma quassioides*

⊙【生境分布】

生于山坡、林缘、溪边及路旁。分布于全国大部分省区。

⊙【采收加工】

春秋季采收，剥取树皮、根皮及茎木，晒干。

⊙【药材性状】

苦木枝呈圆柱形，长短不一，直径 0.5～2cm；灰绿色或棕绿色，有细密的纵纹及多数点状皮孔；质脆，易折断，断面不平整，淡黄色，嫩枝色较浅且髓部较大。叶为单数羽状复叶，易脱落；小叶卵状长椭圆形或卵状披针形，近无柄，长4～16cm，宽1.5～6cm；先端锐尖，基部偏斜或稍圆，边缘具纯齿；两面通常绿色，有的下表面淡紫红色，沿中脉有柔毛。气微，味极苦。

苦木树皮为卷筒状、糟状、长片状，厚2～4mm。栓皮较平坦，褐色，有灰色皮孔和斑纹，质脆易折断，断面稍纤维状。气微，味极苦。

⊙【炮制及饮片】

除去杂质，枝洗净，润透，切片，晒干；叶喷淋清水，稍润，切丝，晒干。

⊙【性味功能】

味苦，性寒，有毒。有清热燥湿，解毒，杀虫的功能。

⊙【主治用法】

用于菌痢，胃肠炎，胆道感染，蛔虫病，急性化脓性感染，疥癣、湿疹、烧伤、毒蛇咬伤等症。用量0.35～1.5g。外用适量，捣烂外敷或煎水洗。

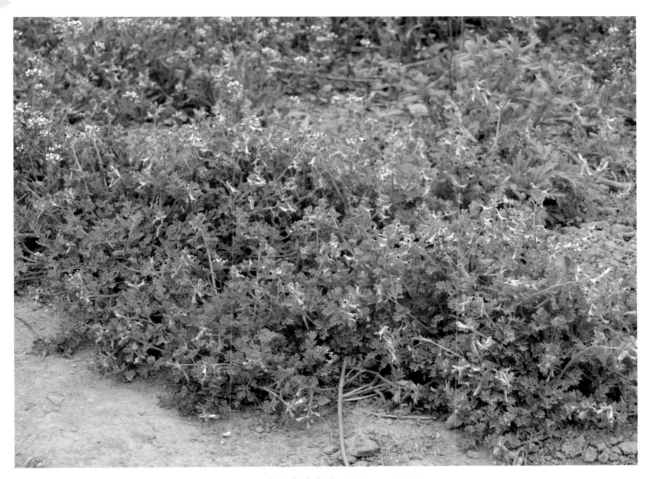

布氏紫堇生境 *Corydalis bungeana*

苦地丁

苦地丁 Kudiding

⊙ 【来源】

苦地丁为罂粟科 (Papaveraceae) 植物布氏紫堇的干燥全草。

⊙ 【原植物】

布氏紫堇 *Corydalis bungeana* Turcz.

多年生或栽培为二年生草本。株高 10～40cm，无毛，微被白粉。地下具细长主根。基生叶和茎下部叶长 3～10cm，具长柄。叶片轮廓卵形，长 2～4cm，2 回羽状全裂，一回裂片 2～3 对，末回裂片狭卵形至线形，宽 0.5～1.2mm，先端钝圆或成短突尖，两面灰绿色，无毛。总状花序，上有花数朵。苞片叶状，羽状深裂。花梗长 1～2mm。萼片小，2 枚，近三角形，鳞片状，长 1～2mm，早落。花瓣 4，淡紫色，倒卵状长椭圆形；外 2 片大，前面 1 片平展，倒卵状匙形，先端兜状，背面具宽翅；后 1 片先端兜状，基部延伸成距，距长 4.5～6.5mm；内 2 瓣较小，先端连合。蒴果，长圆形，扁平。种子黑色，有光泽。花期 4～5 月。

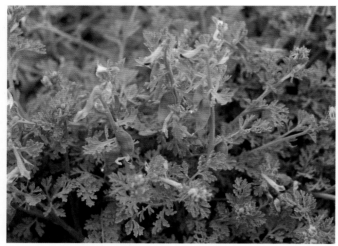

布氏紫堇花株 *Corydalis bungeana*

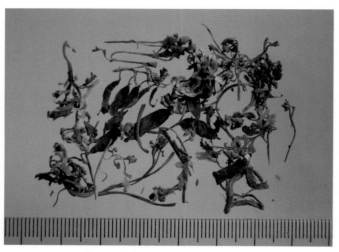

苦地丁饮片 *Corydalis bungeana*

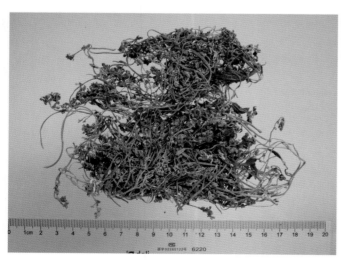

苦地丁药材 *Corydalis bungeana*

⊙【生境分布】

生于山沟、旷地、林缘。分布于辽宁、河北、内蒙古、山东、山西、陕西、甘肃、宁夏等。

⊙【采收加工】

春、夏采挖带根全草，除去泥沙及杂草,晒干。

⊙【药材性状】

多为皱缩成团的干燥全草,伸展后长5～30cm。地上部分柔软,疏松,呈暗绿色或灰绿色。地下部分浅棕黄色或黄白色。主根扁圆柱形,长3～5cm,直径1～1.5～3mm,有纵沟及皱纹,常呈二股扭曲状。有支根和须根,表面较粗糙,偶可见圆形突起的皮孔,质较硬,易折断,断面平坦,黄白色,中心棕色。根茎较短,一般长2～5mm,较根略粗,有节,可见叶痕,质硬,断面黄白色,中心有白色的髓或中空。茎基部丛生,纤细,有5个棱脊及纵纹,灰绿色或黄绿色,长5～20cm,直径1～2.5mm,节间较长,质柔软,易压扁,断面中空,略呈纤维性。叶多皱缩破碎,淡紫色。蒴果多见,灰绿色或黄绿色,扁平,长椭圆形,果皮质脆,常破碎或裂成2片,但留有2条棕黄色的种框。种子扁心形,黑色,有光泽,质坚硬,种脐附近着生有黄白色叶状膜质种阜;种皮表面有网状纹理,坚硬,不易破裂,内有黄白色油质胚乳,胚细小直立。气青草样,味苦而持久。

⊙【炮制及饮片】

除去杂质,洗净,稍润,切段,干燥。

⊙【性味功能】

味辛、苦,性寒。有清热解毒,凉血消肿的功能。

⊙【主治用法】

用于痈肿疔疮,风热感冒,火眼,支气管炎,肠炎,肝炎。用量9～15g。

混伪品

参见"紫花地丁"项。

苦杏仁

苦杏仁 Kuxingren

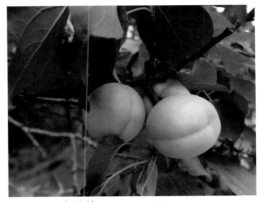

杏果枝 *Prunus armeniaca*

⊙【来源】

苦杏仁为蔷薇科（Rosaceae）植物杏、山杏、西伯利亚杏或东北杏的干燥成熟种子。

⊙【原植物】

1. 杏 *Prunus armeniaca* L. 别名：杏树。

落叶乔木，高5～10m。树皮暗红棕色，有纵裂纹。单叶互生，叶柄长达4.5cm，基部有1～6个腺点；叶宽卵圆形或近圆形，长5～9cm，宽7～8cm，先端短尖，基部圆形或近心形，边缘有圆钝齿，脉腋间有柔毛。花先叶开放，单生于枝端，较密，有极短柄；花萼圆筒状，基部疏生短柔毛，萼片5，花后反卷；花瓣5，卵形或倒卵形，有短爪，白色或粉红色，直径约3cm，有3～5条紫红色脉纹；雄蕊多数，生于萼筒边缘；雌蕊单心皮，生于萼筒基部，子房有柔毛，柱头头状。核果卵圆形，直径3～4cm，侧面有1浅凹沟，黄色、黄红色或白色，微带红晕。核扁圆形，腹缝中部有龙骨状棱，两侧有扁棱或浅沟。花期3～4月。果期4～6月。

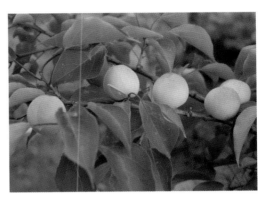

山杏 *Prunus armeniaca var. ansu*

2. 山杏 *Prunus armeniaca* L. var. *ansu* Maxim. 别名：野杏、苦杏。

叶片基部楔形或宽楔形。花常2朵，淡红色。果实近球形；核卵球形，离肉，表面粗糙而有网纹，腹棱常锐利。种子扁心形，味苦。

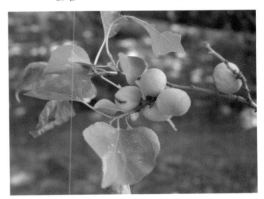

西伯利亚杏果枝 *Prunus sibirica*

3. 西伯利亚杏 *Prunus sibirica* L. 别名：山杏。

灌木或小乔木；果实干燥，成熟时开裂。核基部常不对称。

4. 东北杏 *Prunus mandshurica* (Maxim.) Koehne

叶边缘具不整齐细长尖锐重锯齿，宽卵形或宽椭圆形，先端渐尖或尾尖；核果熟时黄色或向阳处有红晕。

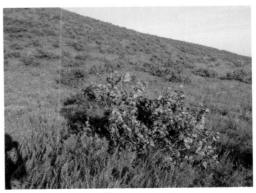

东北杏生境 *Prunus mandshurica*

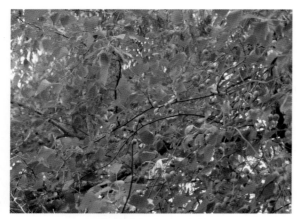

西伯利亚杏 *Prunus sibirica*

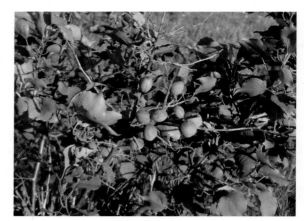

东北杏果枝 *Prunus mandshurica*

以上4种苦杏仁的原植物检索表：

1. 叶边缘具不整齐细长尖锐重锯齿；核果熟时黄色或向阳处有红晕⋯⋯⋯东北杏 *Prunus mandshurica*
1. 叶边缘具钝圆或锐单锯齿
2. 果实干燥，成熟时开裂⋯⋯⋯⋯⋯⋯⋯⋯⋯⋯⋯⋯⋯⋯⋯⋯⋯西伯利亚杏 *Prunus sibirica*
2. 果实肉质，具汁液，成熟时开裂
3. 叶片基部楔形或宽楔形⋯⋯⋯⋯⋯⋯⋯⋯⋯⋯⋯⋯⋯⋯⋯⋯山杏 *Prunus armeniaca* var. *ansu*
3. 叶片基部基部圆形或近心形⋯⋯⋯⋯⋯⋯⋯⋯⋯⋯⋯⋯⋯⋯杏 *Prunus armeniaca*

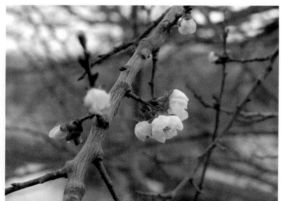

山杏花枝 *Prunus armeniaca* var. *ansu*

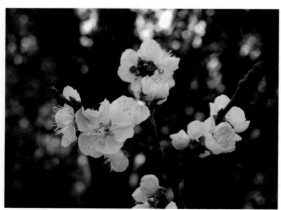

杏的花枝 *Prunus armeniaca*

⊙ 【生境分布】

　　杏多栽培于低山地或丘陵山地，分布于东北、华北、西北及河南、山东、江苏、台湾等地区。山杏生于山坡、丘陵地，分布于辽宁、河北、内蒙古、山西、陕西、宁夏、甘肃、山东、江苏、西藏等省区。西伯利亚杏生于干旱阳坡、丘陵草原或灌丛中，分布于东北、内蒙古、河北、山西、新疆及青海。东北杏生于向阳山坡的灌丛中或疏乔木林中。分布于东北及内蒙古。

⊙ 【采收加工】

　　夏季采收成熟果实，除去果肉及果壳，取出种子，晒干。

⊙ 【药材性状】

　　1. 杏、山杏、东北杏种子性状特征相似：种子扁心形，顶端尖，基部钝圆肥厚，左右稍不对称，长1.2～1.7cm，宽1～1.3cm，厚4～6mm。黄棕色至深棕色，尖端一侧有深色短线形种脐，基部有一椭圆形合点，上有多数绿棕色脉纹。种皮薄，子叶肥厚，白色。气无，味苦。

　　2. 西伯利亚杏种子扁心形。

⊙ 【炮制及饮片】

　　苦杏仁　除去杂质，用时捣碎。

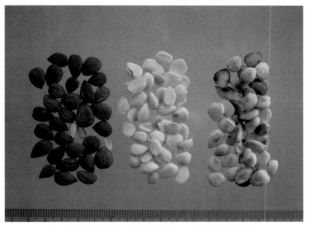

山杏的苦杏仁(中为焯苦杏仁,右为炒苦杏仁,
左为苦杏仁)Prunus armeniaca var. ansu

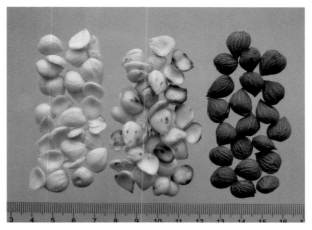

杏的苦杏仁(左为焯苦杏仁,中为炒苦杏仁,
右为苦杏仁) Prunus armeniaca

焯苦杏仁　取净苦杏仁,投入沸水中,焯至种皮由皱缩至舒展、能搓去时,捞出,放入冷水中,除去种皮,晒干。用时捣碎。

炒苦杏仁　取净苦杏仁,置热锅中,用文火炒至黄色时,取出,放凉。用时捣碎。

⊙ 【性味功能】

味苦,性温,有小毒。有降气,止咳平喘,润肠通便的功能。

⊙ 【主治用法】

用于咳嗽气喘,胸满痰多,血虚津枯,肠燥便秘等症。用量4.5～9g。

【附注】

《Flora of China》等著作对以上4种苦杏仁的原植物学名均作修订:

杏 Prunus armeniaca 修订为 Armeniaca vulgaris;

东北杏 Prunus mandshurica 修订为 Armeniaca mandshurica;

山杏 Prunus armeniaca var.ansu 修订为 Armeniaca vulgaris var.ansu;

西伯利亚杏 Prunus sibirica 修订为 Armeniaca sibirica。

东北杏的苦杏仁(左下为焯苦杏仁,左上为苦
杏仁,右为杏核) Prunus mandshurica

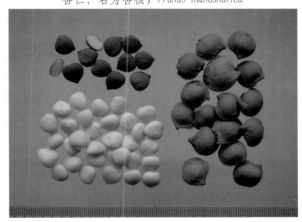

西伯利亚杏的苦杏仁(右为焯苦杏,
左为苦杏仁) Prunus sibirica

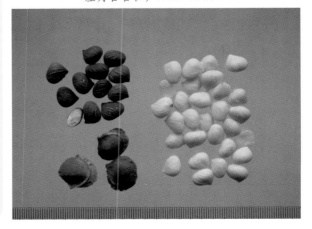

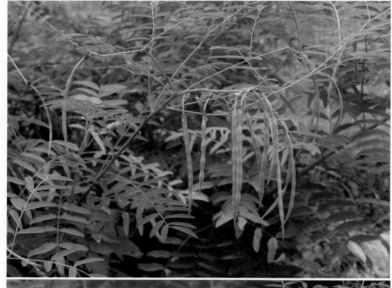

苦参果枝 Sophora flavescens

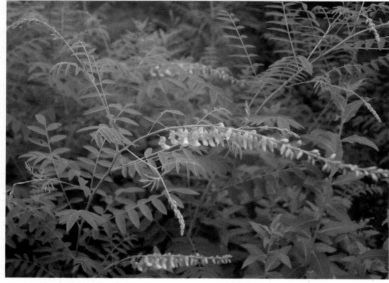

苦参花枝 Sophora flavescens

苦参

苦参 Kushen

⊙ 【来源】

苦参为豆科(Leguminosae)植物苦参的根。

⊙ 【原植物】

苦参 Sophora flavescens Ait. 别名：野槐，山槐，地参。

落叶灌木，高0.5~1.5m。根圆柱形，黄色。幼枝生黄色细毛。单数羽状复叶，互生，长12~25cm，叶轴生细毛，托叶线形，长5~8mm；小叶片11~25，有短柄，长椭圆形或长椭圆状披针形，长2~4.5cm，宽0.8~2cm，先端渐尖，基部圆形或宽楔形，上面无毛，下面疏生柔毛。总状花序顶生，长10~20cm，有短柔毛；小苞片线形；花萼钟状，疏生短毛或无毛，先端5裂；花冠淡黄白色，旗瓣匙形，稍长于其他花瓣，翼瓣无耳，先端近圆形，龙骨瓣离生；
雄蕊10，离生，基部联合；子房上位，有毛，
具短柄，花柱细长。荚果线形，长5~12cm，
种子之间稍缢缩，稍呈念珠状，先端有长喙，
成熟后不开裂。种子1~5，近球形，棕黄色。
花期5~7月。果期8~9月。

⊙【生境分布】

生于山地、平原、沙地或红壤地等。除新
疆、青海外，全国大部分省区均有分布。

⊙【采收加工】

春、秋季采挖根部，切去根头及小支根，
洗净，晒干，或趁鲜切片晒干。

⊙【药材性状】

根圆柱形，下部有分枝，长10~30cm，
直径1~2.5cm。棕黄色或灰棕色，有明显纵
皱纹及横长皮孔，栓皮薄，多破裂向外弯曲，
易剥落而现黄色光滑的内层栓皮。质坚韧，难
折断，断面纤维性，黄白色，切断面有微细放
射状纹理及裂隙。气微，味极苦。

⊙【炮制及饮片】

除去残留根头，大小分开，洗净，浸泡至
约六成透时，润透，切厚片，干燥。

⊙【性味功能】

味苦，性寒。有清热利尿，燥湿，杀虫的
功能。

⊙【主治用法】

用于血痢，便血，黄疸，浮肿，小便不利，
肠炎；外用于疥疮瘙痒。用量3~10g，水煎
服。外用适量，煎水洗患处。

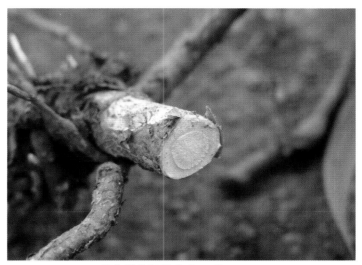

苦参鲜根切面 *Sophora flavescens*

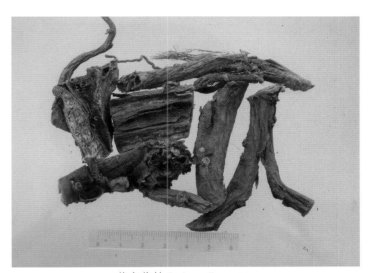

苦参药材 *Sophora flavescens*

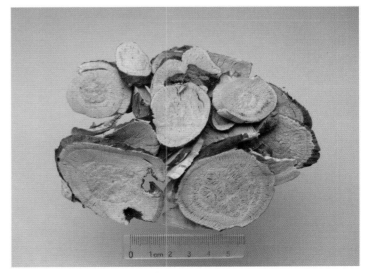

苦参饮片 *Sophora flavescens*

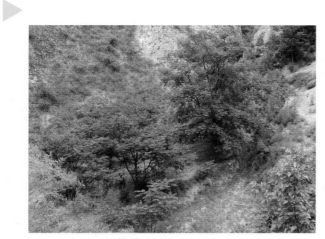

川楝树生境 *Melia toosendan*

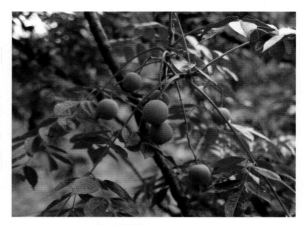

川楝树果枝 *Melia toosendan*

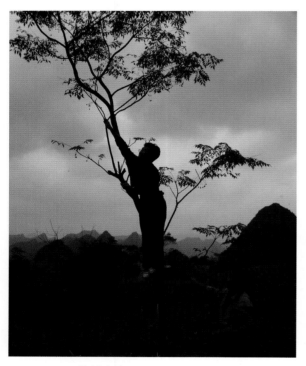

楝树生境 *Melia azedarach*

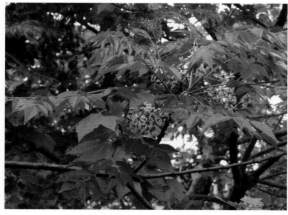

楝树花枝 *Melia azedarach*

苦楝皮

苦楝皮　Kulianpi

⊙【来源】

苦楝皮为楝科(Meliaceae)植物楝树、川楝树的树皮及根皮。

⊙【原植物】

1. 楝树 *Melia azedarach* L. 别名：苦楝。

落叶乔木，高15～20m。树皮纵裂，小枝绿色，有星状细毛，老枝紫褐色。叶互生；叶柄基部膨大；2～3回羽状复叶，长20～40cm，小叶卵形或椭圆形，长3～7cm，宽2～3cm，先端长尖，基部圆形，两侧常不等，边缘有深浅不一的锯齿，嫩叶有星状毛。圆锥伞形花序腋生或顶生；花淡紫色或紫色；花萼5裂片披针形，有柔毛；花瓣5，宽线形或倒披针形，平展或反曲，有柔毛；雄蕊10，花丝合生成筒状，暗紫色，雌蕊着生于花盘上，子房上位，5室，每室胚珠2。核果椭圆形或近球形，长1.5～2cm，直径1～1.5cm，熟时淡黄色；内果皮坚硬，有5～6棱。种子线状棱形，黑色。花期4～5月。果期10～11月。

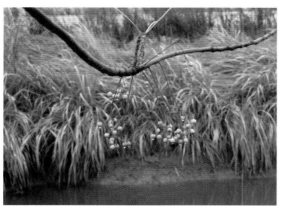

棟树果序 *Melia azedarach*

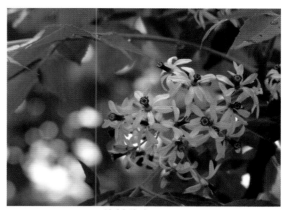

棟树花序 *Melia azedarach*

2. 川棟树 *Melia toosendan* sieb .et Zucc. 参见 "川棟子"

⊙【生境分布】

棟树生于山坡、路旁、田野，多有栽培，分布于河北、陕西、甘肃、河南、山东及长江以南各地区。川棟树生于平原、丘陵或栽培，分布于陕西、甘肃、河南、湖北、湖南、贵州、四川、云南等省区。

⊙【采收加工】

根皮及树皮春秋季采剥，除去粗皮，晒干。

⊙【药材性状】

树皮：稍呈槽状、卷筒状或不规则板片状。长30～100cm。上面灰褐色或灰棕色，粗糙，有纵裂纹及点状皮孔，除去粗皮显淡黄色；内面白色或淡黄色。质韧，不易折断，断面纤维性，层片状，易剥离。无臭，味苦。

根皮：狭长呈不规则条块状、卷筒状、槽状，厚2～3mm。木栓层鳞片状，剥落后砖红色。内面淡黄白色。质坚韧，断面纤维性，层片状，易剥离。气弱，味苦。

⊙【炮制及饮片】

除去杂质，洗净，润透，切丝，干燥。

⊙【性味功能】

味苦，性寒。有毒。有清热，燥湿，杀虫的功能。

⊙【主治用法】

用于蛔虫病，钩虫病，蛲虫病，阴道滴虫病，风疹，疥癣等症。用量4.5～9g；外用适量，研末，用猪脂调敷患处。肝炎，肾炎患者慎用。

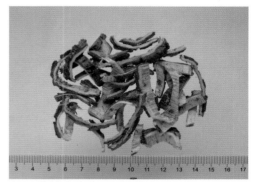

苦棟皮饮片（川棟树 *Melia toosendan*）

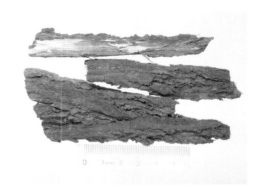

苦棟皮药材（棟树 *Melia azedarach*）

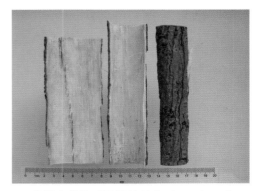

苦棟皮药材（川棟树 *Melia toosendan*）

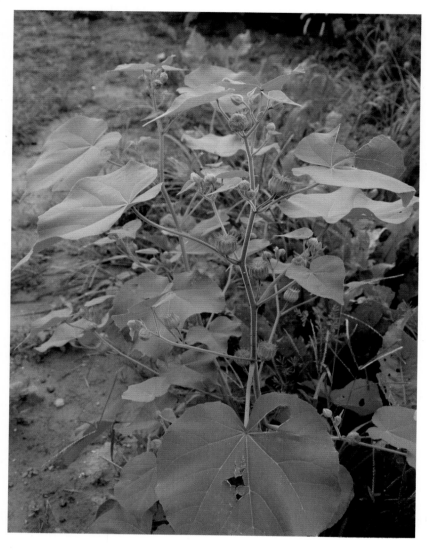

苘麻植株 *Abutilon theophrastii*

苘麻子

苘麻子 Qingmazi

⊙【来源】

苘麻子为锦葵科(Malvaceae)植物苘麻的干燥成熟种子。

⊙【原植物】

苘麻 *Abutilon theophrastii* Medic. 别名：青麻，白麻，磨盘草。

一年生草本，高1~2m，全株密生柔毛和星状毛。茎直立，上部分枝。单叶互生；叶柄长达14cm；托叶早落；叶圆心形，直径7~18cm，先端渐尖，基部心形，边缘有粗锯齿，两面密生星状柔毛，掌状叶脉3~7条。花单生于叶腋，花梗长1~3cm，近端处有节；萼片5，卵形，绿色，先端锐尖，基部连合成管状；花冠黄色，花径1~1.2cm，花瓣5，有浅棕色脉纹，宽倒卵形，先端平凹，基部与雄蕊筒合生；雄蕊多数，花丝连合成筒状；雌蕊心皮15～20，轮状排列，密被软毛，花柱离生成束，包于雄蕊筒内，柱头头状。蒴果半球形，磨盘状，密生星状毛，成熟后开裂成分果，每分果顶端有2长芒（长3mm以上），种子3，黑色，三角状扁肾形，长约4mm，直径约3mm。花期6～9月。果期8～10月。

⊙【生境分布】

生于田野、山坡或栽培。广布于全国各地。

⊙【采收加工】

秋季采收成熟果实，晒干，打下种子，除去杂质。

⊙【药材性状】

种子三角状扁肾形，一端较尖，长3.5～6mm，宽2.5～4mm，厚1～2mm。灰黑色或暗褐色，散有白色稀疏短毛，边缘凹陷处有淡棕色种脐，周边有放射状细纹。种皮坚硬，剥后可见圆柱形胚根，子叶2，折叠成"W"字形，富油性，气微，味淡。

⊙【性味功能】

味苦，性平。有清湿热，解毒，退翳的功能。

⊙【主治用法】

用于赤白痢疾，淋病涩痛，痈肿，目翳，小便涩痛等症。用量3～9g。

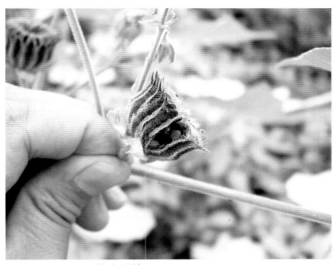
苘麻果枝 Abutilon theophrastii

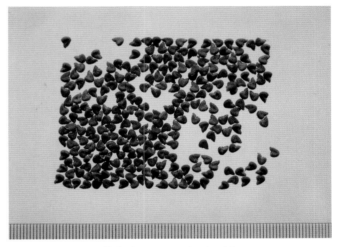
苘麻子 Abutilon theophrastii

同科植物磨盘草 Abutilon indicum 与苘麻性状相近易混淆，应注意鉴别。主要区别点：磨盘草花梗长1～3cm；分果顶端具短芒，芒长1mm以下。

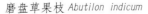
磨盘草果枝 Abutilon indicum

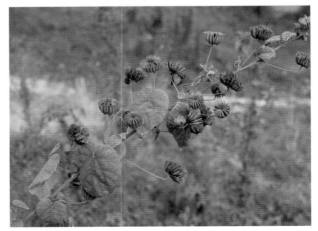

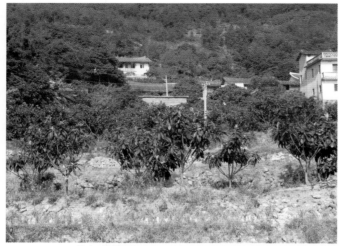

枇杷种植园 Eriobotrya japonica

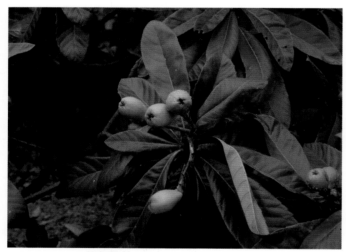

枇杷果枝 Eriobotrya japonica

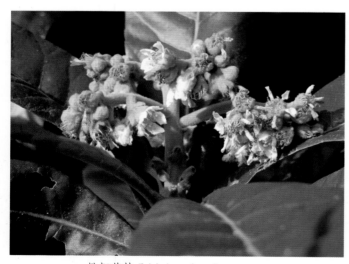

枇杷花枝 Eriobotrya japonica

枇杷叶

枇杷叶 Pipaye

⊙【来源】

枇杷叶为蔷薇科(Rosaceae)植物枇杷的叶。

⊙【原植物】

枇杷 Eriobotrya japonica (Thunb.) Lindl. 别名：卢橘。

常绿小乔木，高达10m。小枝粗壮，黄褐色，密生锈色绒毛。叶互生，革质；叶柄短或近无柄，托叶2，三角形，渐尖或短渐尖；叶长椭圆形至倒卵状披针形，长15～30cm，宽4～7cm，先端短尖或渐尖，基部楔形，边缘有疏锯齿，上面深绿色，下面密生锈色绒毛。圆锥花序顶生，密生锈色绒毛，花密集，白色，直径约1.2cm；苞片钻形，长2～5mm，有浅褐色绒毛，萼筒壶形，黄绿色，密生绒毛，5浅裂；花瓣5，倒卵形，长约8mm，宽约4mm；内面近基部有毛；雄蕊20～25，短于花瓣，花丝基部较粗，稍呈三角形；子房下位，有长绒毛，5室，每室胚珠2，花柱5，柱头头状。梨果球形、卵形或长圆形，长4～6cm，直径3～5cm；黄色或橙色。种子1～5，圆形或扁圆形，棕褐色，光亮。花期9～11月。果期翌年4～5月。

⊙【生境分布】

多栽培于村边，平地或坡地。分布于陕西及长江以南各省区。

⊙【采收加工】

全年可采收，多在4~5月间采收，或拾取自然落叶，晒至七八成干时，扎成小把，再晒干。

⊙【药材性状】

叶片长椭圆形至倒卵状披针形，长12~30cm，宽4~9cm，先端渐尖，基部楔形，边缘有疏锯齿，近基部全缘。上面平滑或稍皱缩，有光泽，棕褐色至灰绿色，下表面密生锈色绒毛，叶脉在下面显著突起，侧脉羽状；叶柄短或近无柄。托叶2或破裂。叶革质而脆，易折断。气无，味微苦。

⊙【炮制及饮片】

枇杷叶 除去绒毛，用水喷润，切丝，干燥。

蜜批把叶 将炼蜜加适量沸水稀释后，加入净枇杷叶丝拌匀，闷透，置锅内，用文火炒至不粘手时，取出，放凉。每100kg枇杷叶丝，用炼蜜20kg。

⊙【性味功能】

味甘、苦，性平。有清肺止咳，和胃降气的功能。

⊙【主治用法】

用于肺热咳嗽，气逆喘急，胃热呕吐，烦热口渴，支气管炎。用量4.5~9g。

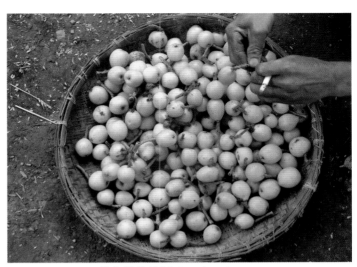

枇杷鲜果 *Eriobotrya japonica*

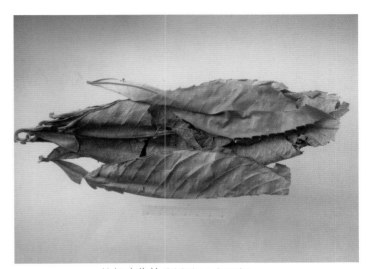

枇杷叶药材 *Eriobotrya japonica*

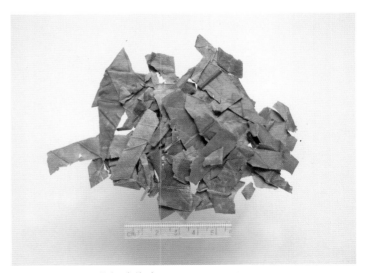

枇杷叶饮片 *Eriobotrya japonica*

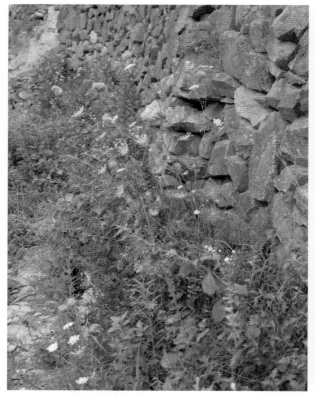

野胡萝卜生境 *Daucus carota*

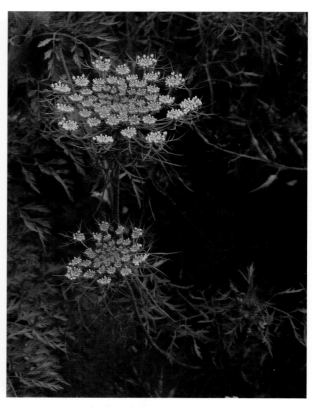

野胡萝卜花枝 *Daucus carota*

南鹤虱

南鹤虱　Nanheshi

⊙【来源】

南鹤虱为伞形科(Umbelliferae)植物野胡萝卜的果实。

⊙【原植物】

野胡萝卜 *Daucus carota* L. 别名：虱子草，山萝卜。

二年生草本，高20～120cm。茎直立，分枝少，表面有纵直横纹和白色粗硬毛。根生叶有柄，长4～12cm，基部鞘状；叶片薄膜质，长圆形，2～3回羽状分裂，末回裂片线形或披针形，长2～14mm，宽0.6～4mm，先端渐尖，有粗硬毛或无毛；茎生叶叶柄较短，长0.8～5cm。复伞形花序顶生或侧生，具粗硬毛，有伞梗15～20枚或更多；小伞形花序有花15～25朵，花小，白色、黄色或淡紫红色，每一总伞花序中心的花有1朵为深紫红色；总苞片5～8，羽状分裂，线形，有细柔毛；小总苞片，不裂或羽状分裂；花萼5，窄三角形；花瓣5，倒卵形，先端凹陷，成狭窄内折小舌片；子房下位，密生细柔毛，花柱短，基部圆锥形。双悬果卵圆形，长3～4mm，宽1.5～2.5mm，分果的主棱不显著，次棱4条，成窄翅，翅上有短钩刺。花期5～7月。果期7～8月。

⊙【生境分布】

生于路旁、田野、荒地、山沟、溪边等处。分布于江西、江苏、浙江、河南、安徽、湖南、湖北、广西、云南、贵州、四川、西藏等省、自治区。

⊙【采收加工】

秋季果实成熟时割取果枝,晒干,打下果实,除去杂质。

⊙【药材性状】

双悬果椭圆形,多数裂为分果。分果长3～4mm,宽1.5～2.5mm。淡绿棕色或棕黄色,顶端有花柱残基,基部钝圆,时有小果柄,主棱不明显,次棱具4条窄翅,密生1列黄白色钩刺,长达1.5mm,棱线凹下处散生短柔毛,结合面平坦,有3条脉纹,上有短柔毛。种仁类白色,有油性。体轻。搓碎时有特异香气,味微辛、苦。

⊙【性味功能】

味苦、辛,性平。有小毒。有驱虫,消积,化痰的功能。

⊙【主治用法】

用于蛔虫,蛲虫,绦虫病,虫积腹痛,小儿疳积等。用量3～15g。

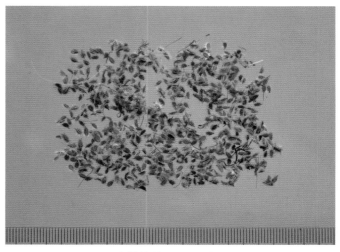

南鹤虱 *Daucus carota*

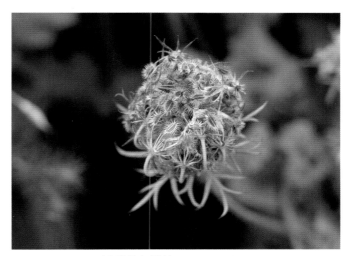

野胡萝卜果枝 *Daucus carota*

 混 伪 品

天名精花枝 *Carpesium abrotanoides*

菊科植物天名精 *Carpesium abrotanoides* 的果实为中药鹤虱,天名精植物为头状花序,易与野胡萝卜区别(参见"鹤虱")。

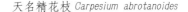

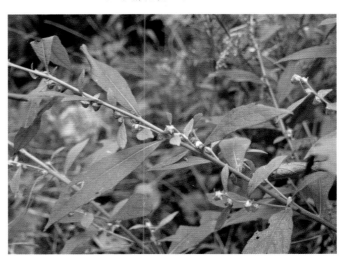

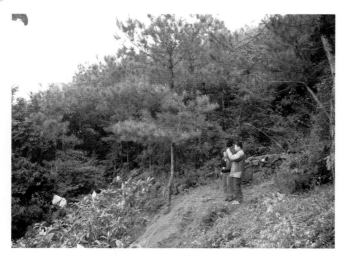

马尾松生境 Pinus massoniana

松花粉

松花粉 Songhuafen

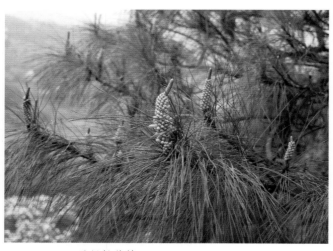

马尾松花枝 Pinus massoniana

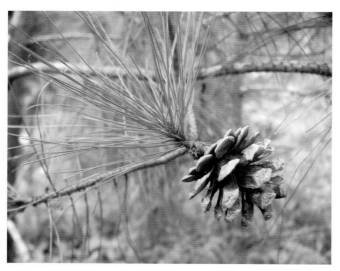

马尾松果枝 Pinus massoniana

⊙【来源】

　　松花粉为松科(Pinaceae)植物马尾松、油松或同属数种植物的干燥花粉。

⊙【原植物】

　　1. 马尾松 Pinus massoniana Lamb.

　　常绿乔木，高达45m。一年生枝淡黄棕色，无毛，树冠宽塔形或伞形；冬芽卵状圆柱形或圆柱形，暗棕色，顶端尖，芽鳞边缘丝状，先端尖或成渐尖头，微反曲。针叶2针一束，稀3针一束，长12～20cm，细柔；横切面树脂道4～8个，边生；叶鞘初呈棕色，后渐变成灰黑色，宿存。雄球花淡红棕色，圆柱形，弯垂，长1～1.5cm，聚生于新枝下部苞腋，穗状，长6～15cm；雌球花单生或2～4个聚生于新枝近顶端。球果卵圆形或圆锥状卵圆形，长4～7cm，直径2.5～4cm，下垂，绿色，成熟时变棕色；中部珠鳞近长圆状倒卵形或近长方形，长约3cm；种子长卵圆形，长4～6mm，连翅长2～2.7cm。花期4～5月。

　　2. 油松 Pinus tabulaeformis Carr.

　　常绿乔木。株高25m。一年生枝淡褐色或淡灰黄色，无毛。冬芽红褐色，有树脂。叶2针一束粗硬，长10～15cm。树脂道5～8或更多。叶鞘初为淡褐色，后变成黑褐色，宿存。球果卵球形，长4～9cm，熟后开裂，可在树上宿存数年不落。种鳞的鳞盾肥厚，呈扁菱形或菱状多角

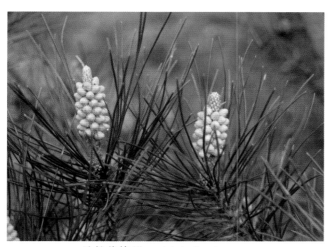

油松花枝 Pinus tabulaeformis

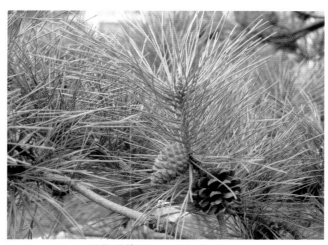

油松果枝 Pinus tabulaeformis

形，横脊明显，鳞脐凸起，有短尖头。种子卵形或长卵形,连翅长1.5~1.8cm。花期4~5月，球果次年9~10月成熟。

⊙【生境分布】

马尾松生于山地，分布于淮河流域及长江流域各省以及福建、广东、云南等省区。油松生于山地，分布于吉林、辽宁、内蒙古、河北、山东、陕西、青海、山西、四川、云南等省区。

⊙【采收加工】

春季花刚开时，采摘花穗，晒干，收集花粉，除去杂质。

⊙【药材性状】

为淡黄色的细粉。体轻，易飞扬，手捻有滑润感。气微，味淡。

⊙【性味功能】

味甘，性温。有燥湿，收敛止血的功能。

⊙【主治用法】

用于湿疹，黄水疮，皮肤糜烂，脓水淋漓；婴儿尿布性皮炎。外伤出血，撒敷患处。用量3~6g。外用适量。

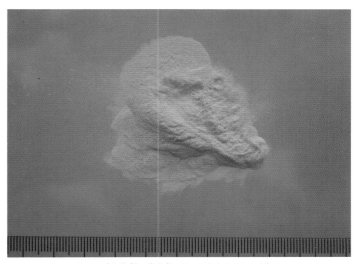

松花粉（油松 Pinus tabulaeformis）

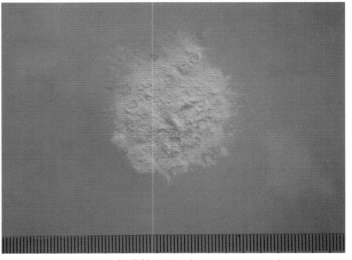

松花粉（马尾松 Pinus massoniana）

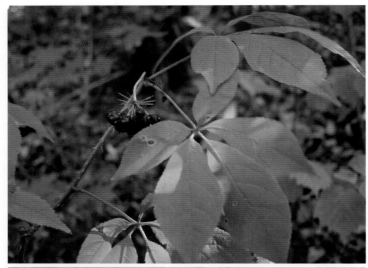

刺五加果枝 *Acanthopanax senticosus*

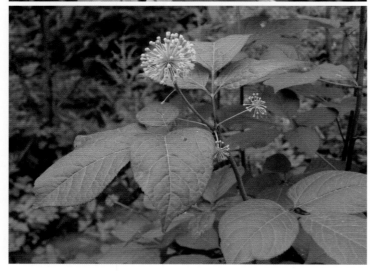

刺五加花枝 *Acanthopanax senticosus*

刺五加

刺五加 Ciwujia

⊙【来源】

为五加科(Araliaceae)植物刺五加的根及根状茎。

⊙【原植物】

刺五加 *Acanthopanax senticosus* (Rupr. et Maxim.) Harms 别名：五加皮，老虎獠子，刺木棒。
落叶灌木，高达 2m。茎直立，生细长倒刺。掌状复叶互生，叶柄长 3.5~12cm，有细刺或无刺，
生疏毛或无毛；小叶 5，稀 4 或 3，小叶柄长 0.5~2cm，生褐色毛。小叶椭圆状倒卵形或长圆形，长 6~
13cm，宽 2~6cm，先端渐尖或急尖，基部楔形，边缘有尖锐重锯齿或锯齿，上面暗绿色，稍生短毛或
无毛，下面淡绿色，沿脉上密生淡褐色短柔毛。伞形花序顶生或 2~4 聚生，花多而密，总花梗长达 8cm；
花梗长 1~2cm；花萼绿色，与子房合生，萼齿 5；花瓣 5，卵形，黄色带紫；雄蕊 5；子房 5 室，花柱

细柱状。核果浆果形,紫黑色,近球形或卵形,干后明显5棱,先端有宿存花柱。种子4~6,扁平,新月形。花期6~7月。果期7~9月。

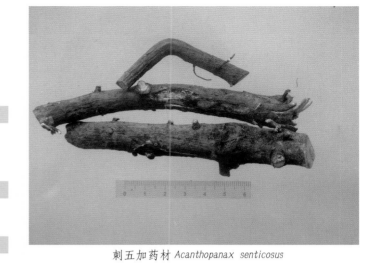

刺五加药材 Acanthopanax senticosus

⊙【生境分布】

生于森林或灌丛中。分布于黑龙江、吉林、辽宁、河北和山西等省。

⊙【采收加工】

春、秋二季挖取根部,洗净泥土,晒干。

⊙【药材性状】

根茎圆柱形,直径1.4~4.2cm,有分枝,上端有不定芽发育的细枝,下部与根相接;灰棕色,有纵皱纹及密集横皱纹,皮孔横长,微突起而色淡。根圆柱形,多分枝,直径0.3~1.5cm;纵皱明显,有皮孔。质硬,不易折断,断面黄白色。气微香,味微辛、苦。

⊙【性味功能】

味辛、微苦,性温。有益气健脾,补肾安神,祛风湿,强筋骨的功能。

⊙【主治用法】

用于脾肾阳虚,腰膝酸软,体虚乏力,关节炎,风湿性腰痛,阳痿,遗精,遗尿,失眠,多梦,食欲不振,跌打损伤。用量9~12g。

混 伪 品

同科植物无梗五加 Acanthopanax sessiliflorus 形态及生境与刺五加相近,采挖时常混杂。无梗五加与刺五加主要区别点:茎上皮刺非细长倒刺;花、果无梗。

无梗五加果枝 Acanthopanax sessiliflorus

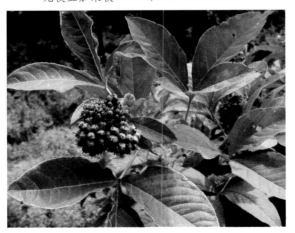

无梗五加花枝 Acanthopanax sessiliflorus

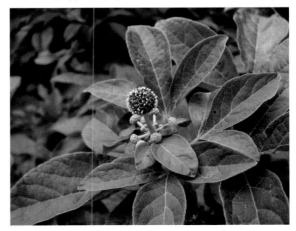

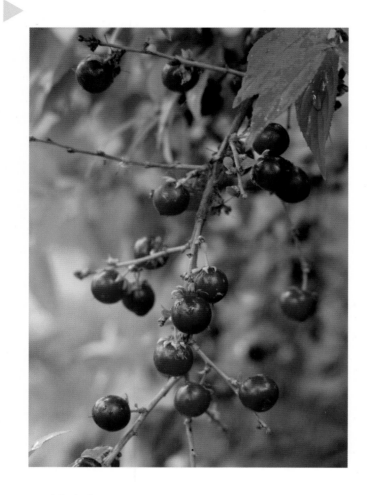

郁李果枝 *Prunus japonica*

郁李仁

郁李仁 Yuliren

⊙【来源】

郁李仁为蔷薇科(Rosaceae)植物欧李、郁李或长柄扁桃的干燥成熟种子。

⊙【原植物】

1. 欧李 *Prunus humilis* Bge. 别名：小李仁。

落叶灌木，高1~1.5m。树皮灰褐色，多分枝，幼枝黄棕色，生短柔毛。叶互生，几无柄；托叶2，线形，篦状分裂，早落；叶椭圆形或长圆形，长2~5cm，宽1~2cm，先端尖或短渐尖，基部楔形，边缘有细锯齿。花先叶开放或同时开放，单生或2朵并生于叶腋；花梗长6~8mm；花萼钟状，萼片5，花后反卷，边缘疏生乳头状齿；花瓣5，白色或浅粉红色，有网纹，倒卵形或长倒卵形，先端钝圆微内弯；雄蕊多数，花丝线形，不等长。子房长圆形，花柱无毛。核果近球形，直径约1.5cm，熟时鲜红色，果核倒卵形。种子卵形，微扁，浅棕色或黄白色。花期4~5月。果期5~6月。

2. 郁李 *Prunus japonica* Thunb. 别名：麦李。

落叶灌木，高约1.5m。树皮灰褐色，有规则纵条纹，小枝细，光滑，幼枝黄棕色，无毛。叶互生，叶柄长2~3mm，被短柔毛；托叶2，线形，早落；叶长卵形或卵圆形，少有卵状披针形，长5~6cm，宽约2.5~3cm，先端渐尖，基部圆形，边缘有不整齐锐重锯齿，上面深绿色，无毛，下面浅绿色，沿叶脉生短柔毛。花先叶开放或与叶同时开放，2~3朵族生，粉红色或白色；花梗约1mm，有棱，疏生短柔毛，基部被数枚茶褐色的鳞片包围，长圆形，密生锈色绒毛，先端边缘具短柔毛；花萼钟形，萼片5，反卷，先端渐尖，边缘疏生乳突状锯齿；花瓣5，倒卵形，浅红色或近白色，具浅褐色的网纹，边缘疏生浅齿；雄蕊多数；子房长圆形，1室，花柱被柔毛。核果近球形，直径约1cm，深红色，光滑无沟；核圆形或近圆形，黄白色。种子上端尖，下端钝圆，种皮红棕色。花期4~5月。果期5~6月。

3. 长柄扁桃 *Prunus pedunculata* Maxim. 别名:大李仁。

灌木。短枝上之叶密集簇生；一年生枝的叶互生，椭圆形、近圆形或倒卵形，先端尖或圆钝，基部宽楔形，生短柔毛，叶缘具不整齐粗锯齿。花先于叶开放，单生，粉红色；花瓣近圆形。果实近球形或卵球形，顶端具小尖头，暗紫红色，果皮干燥，甚薄，成熟时开裂，离核。种子宽卵形，棕黄色。花期5月，果期7~8月。

⊙【生境分布】

欧李生于向阳山坡砂地、灌丛中，分布于东北、河北、内蒙古、陕西、宁夏、甘肃、河南、山东、江苏、四川等省区。

郁李生于山野灌木丛中或山坡路旁，分布于河北、山西、河南、湖北、广东及华东地区等省。

长柄扁桃生于丘陵地区的向阳石质山坡、干旱草原及荒漠草原，分布于内蒙古、陕西、宁夏。

⊙【采收加工】

夏、秋季采收成熟果实，除去果肉及果壳，取出种子，晒干。

⊙【药材性状】

1. 欧李仁　种子长卵形或卵圆形，长5~8mm，直径3~5mm。浅棕色或黄白色，顶端尖，基部圆。尖端一侧有线形种脐，自合点处散出数条维管束脉纹。种皮薄，子叶2，乳白色，富油性。气微，味微苦。

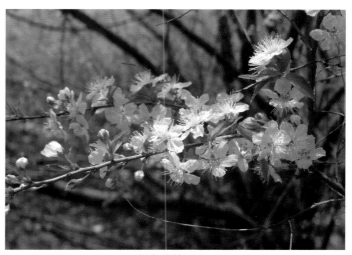

郁李花枝 *Prunus japonica*

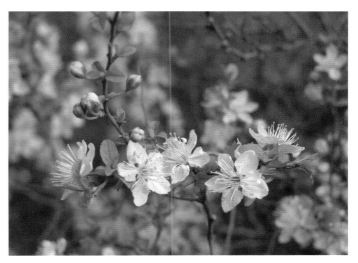

欧李花枝 *Prunus humilis*

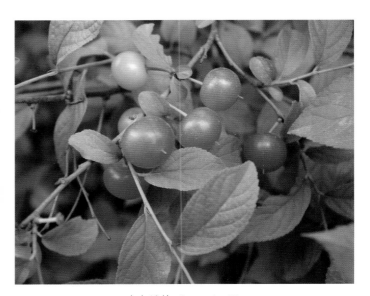

欧李果枝 *Prunus humilis*

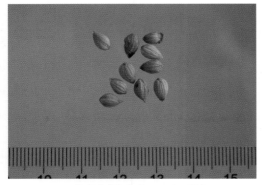

郁李仁(欧李 *Prunus humilis*)

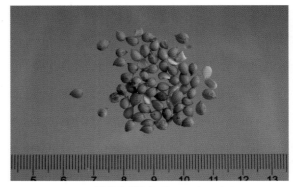

郁李仁(郁李 *Prunus japonica*)

　　2. 郁李仁　呈卵形，长5~8mm，直径3~5mm。表面黄白色或浅棕色，一端尖，另端钝圆。尖端一侧有线形种脐，圆端中央有深色合点，自合点处向上具多条纵向维管束脉纹。种皮薄，子叶2，乳白色，富油性。气微，味微苦。

　　3. 长柄扁桃　种子长6~10mm,直径5~7mm，表面黄棕色。

⊙【炮制及饮片】

　　除去杂质。用时捣碎。

⊙【性味功能】

　　味辛、苦、甘，性平。有润燥滑肠，下气，利水，消肿的功能。

⊙【主治用法】

　　用于津枯肠燥，食积气滞，腹胀便秘，水肿，小便不利，脚气等症。用量3~5g。孕妇慎用。

混伪品

　　1.《Flora of China》及《中国高等植物》已将欧李 *Prunus humilis*、长柄扁桃 *Prunus pedunculata* 及郁李 *Prunus japonica* 的拉丁名分别修订为欧李 *Cerasus humilis*、长柄扁桃 *Amygdalus pedunculata* 及郁李 *Cerasus japonica*。

　　2.常有其他同科植物的干燥成熟种子混淆：榆叶梅 *Amygdalus triloba* (异名 *Prunus triloba*)、毛叶欧李 *Cerasus dictyoneura* (异名 *Prunus dictyoneura*)、麦李 *Cerasus glandulosa* (异名 *Prunus glandulosa*)、毛樱桃 *Cerasus tomentosa* (异名 *Prunus tomentosa.*)、李 *Prunus salicina* 。

毛樱桃花枝 *Cerasus tomentosa*　　　　毛樱桃果枝 *Cerasus tomentosa*　　　　　麦李 *Cerasus glandulosa*

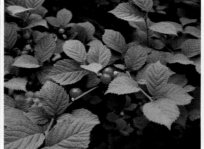

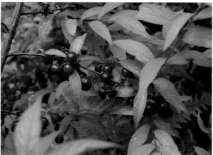

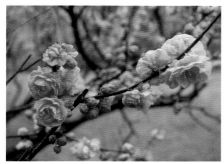

榆叶梅花枝 *Amygdalus triloba*

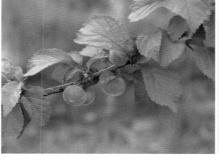

榆叶梅果枝 *Amygdalus triloba*

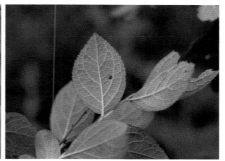

毛叶欧李的叶背面 *Cerasus dictyoneura*

中药郁李仁的基源植物检索表：

1. 乔木；核果有深沟，外被蜡粉 ···李 *Prunus salicina*

1. 灌木；核果无深沟，不被蜡粉

2. 叶先端常有3浅裂 ···榆叶梅 *Amygdalus triloba*

2. 叶先端常不裂

3. 果皮干燥，甚薄，成熟时开裂 ···································长柄扁桃 *Amygdalus pedunculata*

3. 果皮肉质多汁，成熟时不开裂

4. 萼筒管状，长大于宽，花梗极短，近无 ·······················毛樱桃 *Cerasus tomentosa*

4. 萼筒钟状，长宽近相等，花梗明显

5. 叶中部以下最宽，卵形或卵状披针形，先端渐尖，基部圆；花柱无毛 ················郁李 *Cerasus japonica*

5. 叶上部以上最宽，基部楔形或宽楔形

6. 叶下面被微硬毛或仅脉上被疏柔毛，倒卵状椭圆形，花柱基部无毛 ···············毛叶欧李 *Cerasus dictyoneura*

6. 叶下面无毛或被稀疏短柔毛

7. 叶中部以上最宽，倒卵状长椭圆形或倒卵状披针形，先端急尖或短渐尖，花柱无毛 ························欧李 *Cerasus humilis*

7. 叶中部或近中部最宽，长圆状披针形或椭圆状披针形，先端渐尖；花柱基部无毛或有疏柔毛 ················
··麦李 *Cerasus glandulosa*

李的花枝 *Prunus salicina*　　　　　李的果枝 *Prunus salicina*　　　　　毛叶欧李果枝 *Cerasus dictyoneura*

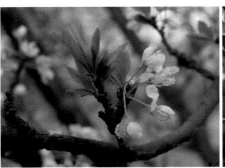

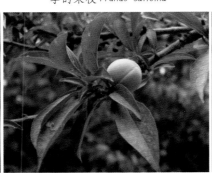

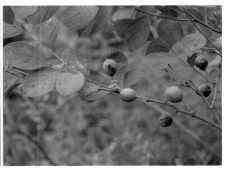

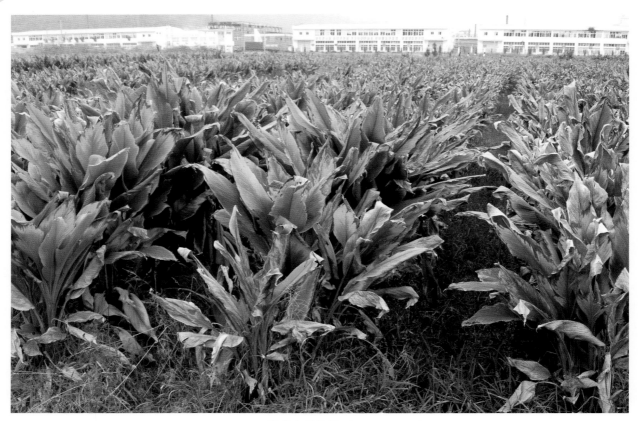

温郁金种植圆 *Curcuma wenyujin*

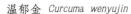
温郁金 *Curcuma wenyujin*

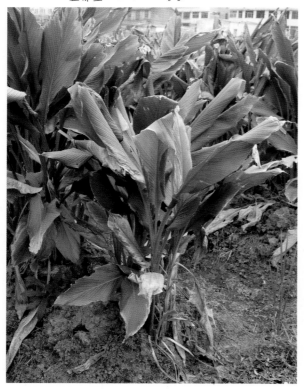

郁金

郁金 Yujin

⊙【来源】

郁金为姜科(Zingiberaceae)植物温郁金、姜黄、广西莪术或蓬莪术的干燥块根。前两者分别习称"温郁金"和"黄丝郁金",其余按性状不同习称"桂郁金"或"绿丝郁金"。

⊙【原植物】

1. 温郁金 *Curcuma wenyujin* Y. H. Chen et Ling 别名：温莪术、黑郁金。

多年生草本。块根肉质纺锤状，白色。根茎长圆锥形，侧根茎指状，内黄色。叶二列，叶柄长约为叶片之半或更短；叶宽椭圆形，长35～75cm，宽14～22cm，先端渐尖或短尾状，基部下延至叶柄，绿色，无毛。花序于根茎处先叶抽出，圆锥状；冠部苞片长椭圆形，淡紫红色，腋内无毛，中下部苞片宽卵形，绿白色，腋内有1～2花，花外侧有小苞片数枚，膜质，花萼筒状，有3齿；花冠白色，裂片3，长椭圆形，上方1裂片较大，先端微兜状，近顶端处有粗毛；侧生退化雄蕊花瓣状，黄色，唇瓣倒卵形，黄色；发育雄蕊1，花丝短扁，花药基部有距；子房下位，密生长柔毛，花柱细长。花期4～6月。

2. 姜黄 *Curcuma longa* L. 别名：黄丝郁金、郁金、黄姜。

多年生草本。块根纺锤形。根茎肥厚，卵形或圆锥形，侧根茎指状，断面橙黄色。叶二列，叶柄与叶片等长或稍短；叶狭椭圆形，长20～50cm，宽8～15cm，先端渐尖，基部狭，下延至叶柄，上面黄绿色，下面浅绿色，两面无毛。穗状花序于叶鞘中央抽出，圆柱状，长12～20cm，冠部苞片粉红色或淡红紫色，长椭圆形；腋内无花，中下部苞片卵形至近圆形，腋内有花数朵，小苞片长椭圆形，白色透明；花萼绿白色，有3齿；花冠管漏斗形，喉部密生柔毛，裂片3，淡黄色，上方1片较大，椭圆形，先端兜状，两侧裂片长椭圆形；侧生退化雄蕊花瓣状，黄色，唇瓣近圆形，先端微3浅裂，黄色，中间棕黄色；能育雄蕊1，花丝基部有距；子房下位，有柔毛，花柱基部有2棒状体。花期7～8月。

3. 广西莪术 *Curucma kwangsiensis* S. G. Lee et C. F. Liang 别名：桂莪术、毛莪术、莪苓。

多年生草本。高50～110cm。块根肉质纺锤形，断面白色。主

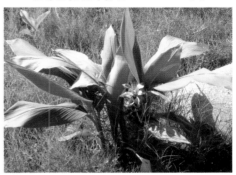
温郁金块根鲜切面 *Curcuma wenyujin*

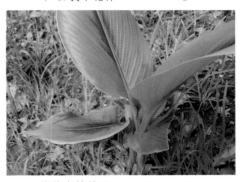
广西莪术花株 *Curucma kwangsiensis*

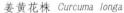
蓬莪术植株 *Curcuma phaeocaulis*

姜黄花株 *Curcuma longa*

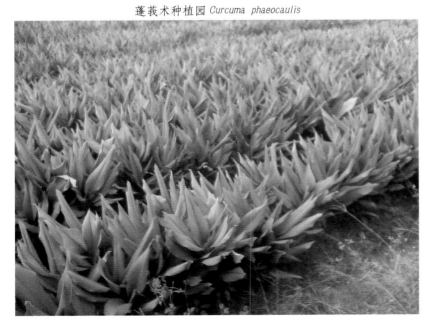
蓬莪术种植园 *Curcuma phaeocaulis*

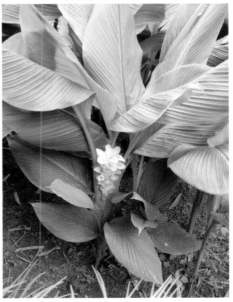

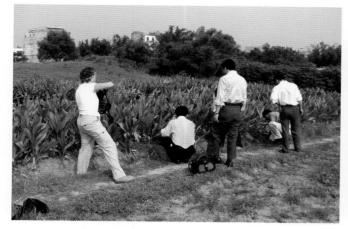

广西莪术种植园 Curucma kwangsiensis

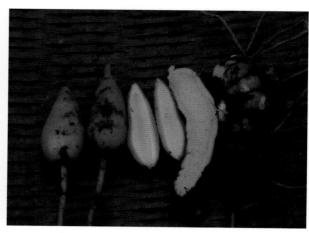

广西莪术块根鲜切面 Curucma kwangsiensis

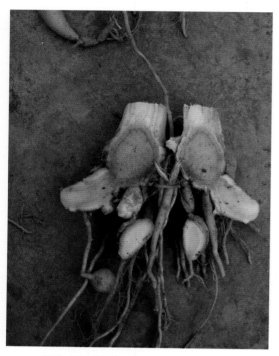

蓬莪术块根鲜切面 Curcuma phaeocaulis

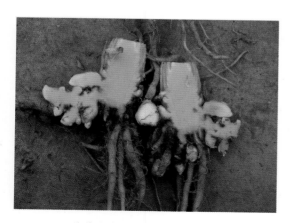

姜黄块根鲜切面 Curcuma longa

根茎卵圆形至卵形，较小，侧根茎指状，断面白色或微黄色。叶片4～7，二列，叶柄短，长为叶片的1/4；叶片长椭圆形，长15～35cm，宽5～7cm，两面密被粗柔毛，有的类型沿中脉两侧有紫晕。穗状花序圆柱状先叶或与叶同时从根茎上抽出，或从叶鞘中央抽出，长约8～13cm，径约4cm；缨部苞片长椭圆形至卵状披针形，先端粉红色至淡紫色，腋内无花；中下部苞片卵圆形，淡绿色，腋内有花2－数朵；苞片数枚，椭圆形；萼筒白色，先端具3齿；花冠近漏斗形，长约2.5cm，花瓣3，粉红色，长圆形，上方一片较大，先端成兜状，侧生退化雄蕊形状与花瓣相似，淡黄色，唇瓣近圆形，淡黄色，先端微凹；花药基部有距；子房下位，花柱细长，基部有棒状附属体二枚。花期4～9月。

4. 蓬莪术 *Curcuma phaeocaulis* Val. 别名：绿丝郁金、黑心姜、蓝心姜。

多年生草本。根茎圆柱形，内淡蓝色或黄绿色，侧根茎指状。叶柄、叶鞘下部暗紫色，微生柔毛；叶长圆状椭圆形或长圆状披针形，上面沿中脉两侧有紫色带直至基部，下面疏生短柔毛。穗状花序由根茎上抽出，冠部苞片长卵形或长椭圆形，先端深红色，苞片近圆形，绿白色至白色，花冠裂片红色，退化雄蕊较唇瓣小，唇瓣黄色，子房有毛。花期4～6月。果期6～8月。

⊙【生境分布】

温郁金栽培或野生，生于湿润田园或水沟边，分布于浙江南部。姜黄栽培或野生，多栽培土壤肥沃的田园，分布于陕西、江西、福建、台湾、湖北、广东、海南、广西、四川、云南等省区。广西莪术生于山坡草地、林缘或灌丛

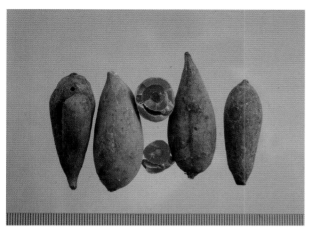

郁金药材(广西莪术 Curucma kwangsiensis)

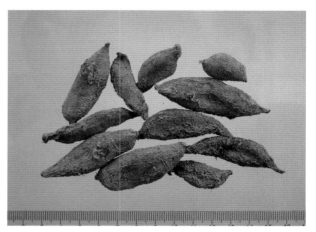

郁金药材(温郁金 Curcuma wenyujin)

中，亦有栽培，分布于广西、云南、四川等省区。蓬莪术生于山坡、村旁或林下，亦有栽培，分布于浙江、江西、福建、台湾、湖南、广东、广西、四川、云南等省区。

⊙【采收加工】

冬末春初茎叶枯萎后采挖，除去茎叶、须根、鳞叶及泥土，蒸或煮至透心，干燥。

⊙【药材性状】

1. 温郁金 长纺锤形或长圆形，两端渐尖，长3～6cm，直径1～1.5cm，深灰棕色，有纵皱纹。质坚硬，断面棕黑色，有蜡样光泽，内皮层明显。气芳香，味微苦。

2. 黄丝郁金 纺锤形或圆锥形，一端肥大，长2～4cm，直径1～1.8cm，灰黄色，有皱纹，断面透明状，外周深黄色，内心金黄色。气芳香，味辛辣。

3. 桂郁金 长圆锥形或长圆形，长4～7cm，直径1～1.5cm，浅棕黄色，有纵皱纹。质坚硬，断面颗粒状或角质状，浅棕黄色，内皮层明显。气微，味淡。

4. 绿丝郁金 长椭圆形，长2～4.5cm，直径1～1.5cm，有粗皱纹，断面半角质。味辛。

郁金药材(蓬莪术 Curcuma phaeocaulis)

郁金药材(姜黄 Curcuma longa)

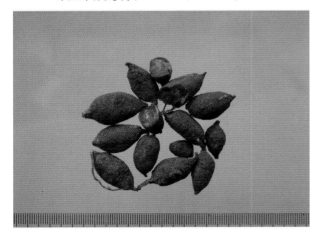

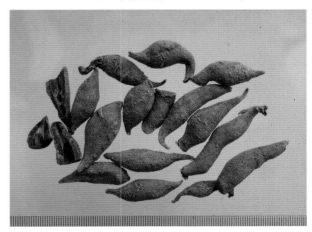

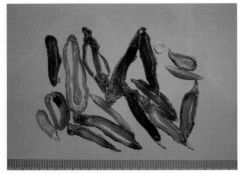

郁金饮片(温郁金 *Curcuma wenyujin*)

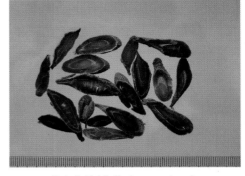

郁金饮片(姜黄 *Curcuma longa*)

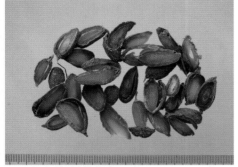

郁金饮片(蓬莪术 *Curcuma phaeocaulis*)

⊙【炮制及饮片】

洗净，润透，切薄片，干燥；或洗净，干燥，打碎。

⊙【性味功能】

味辛、苦，性寒。有解郁，行气化瘀，止痛，化痰，凉血清血，利胆退黄的功能。

⊙【主治用法】

用于胸胁胀痛，胸脘痞闷，痛经，月经不调，产后瘀阻腹痛，吐血，衄血，尿血，黄疸，热病神昏，癫痫。用量3～9g。不宜与公丁香、母丁香同用。

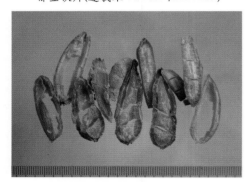

郁金饮片(广西莪术 *Curucma kwangsiensis*)

混伪品

1. 依照《Flora of China》的研究成果，许多书籍及文献中记载的物种 *Curcuma zedoaria* 为 *Curcuma phaeocaulis* 的错误鉴定。

2. 同科植物郁金 *Curcuma aromatica* 的干燥块根在一些地方也用作中药"郁金"。

郁金的5种基源植物检索表如下：

1. 叶两面密被粗柔毛或背面被毛

2. 叶宽10-20cm；叶背面被毛；根茎切面黄色·············郁金 *Curucma aromatica*

2. 叶宽5-7cm；叶两面被毛；根茎切面白色········广西莪术 *Curucma kwangsiensis*

1. 叶两面无毛

3. 秋季开花；穗状花序于茎顶抽出；根茎切面橙黄色·············姜黄 *Curcuma longa*

3. 春季开花；穗状花序自根茎抽出；根茎切面类黄色或白色

4. 叶片中央有紫色斑块·············蓬莪术 *Curcuma phaeocaulis*

4. 叶片中央无紫色斑块·············温郁金 *Curcuma wenyujin*

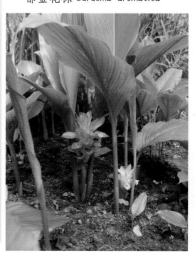

郁金花株 *Curucma aromatica*

虎杖

虎杖 *Huzhang*

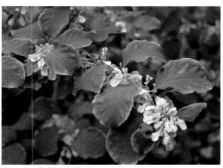

虎杖果枝 *Polygonum cuspidatum*

⊙【来源】

虎杖为蓼科(Polygonaceae)植物虎杖的根茎及根。

⊙【原植物】

虎杖 *Polygonum cuspidatum* Sieb. et Zucc. 别名:酸汤杆,山大黄,斑杖,花斑竹,阴阳莲。

多年生草本,高1~2m。根茎粗大,木质,棕色,断面黄色。茎直立,丛生,中空,基部木质化,散生红色或紫红色斑点,节结明显,上有膜质托叶鞘。叶有短柄,叶卵状椭圆形或宽卵形,长6~12cm,宽5~9cm,先端短聚尖,基部圆形或近楔形。花单性,雌雄异株,密集成圆锥花序腋生;花小,花被5,白色或淡绿白色,2轮排列,外轮3片在果期增大,背部有翅;雄花有雄蕊8,有退化雌蕊;雌花有退化雄蕊,子房上位,花柱3,分离,柱头扩展呈鸡冠状。瘦果卵状三棱形,

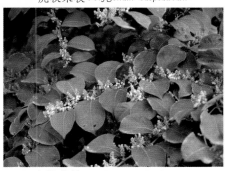

虎杖花枝 *Polygonum cuspidatum*

长3~4mm,黑褐色,光亮,包于宿存翅状花被内,翅倒心状卵形,长6~10mm,基部楔形,下延至果梗。花期6~8月。果期9~10月。

⊙【生境分布】

生于湿润深厚土壤,常见于山坡、溪谷两岸灌丛边或沟边草丛中。分布于河北、河南、山东及长江以南各省区。

⊙【采收加工】

春秋季采挖根部,除去须根、尾梢,洗净后趁鲜切短段,粗者纵切3~4片,晒干。

⊙【药材性状】

根茎及根稍圆柱形,有分枝,弯曲,长短不一,直径0.5~2.5cm。棕褐色或棕红色。有纵皱纹、须根和须根痕。根茎有节,节间长2~3cm。质坚硬。不易折断,断面棕黄色,纤维性,皮部薄,木部占大部分,放射状,皮部与木部易分离;根茎断面中央有髓或空洞状。气微,味微苦、涩。

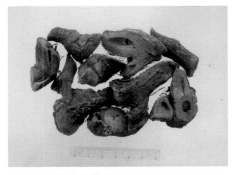

虎杖药材 *Polygonum cuspidatum*

⊙【炮制及饮片】

除去杂质,洗净,润透,切厚片,干燥。

⊙【性味功能】

味微苦,性微凉。有活血定痛,清利湿热,止咳化痰的功能。

⊙【主治用法】

用于关节疼痛,经闭,湿热黄疸,慢性气管炎,高血脂症。外用于烫火伤,跌扑损伤,痈肿疮毒。孕妇慎服。用量9~15g。

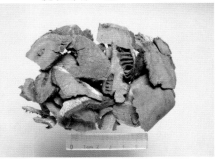

虎杖饮片 *Polygonum cuspidatum*

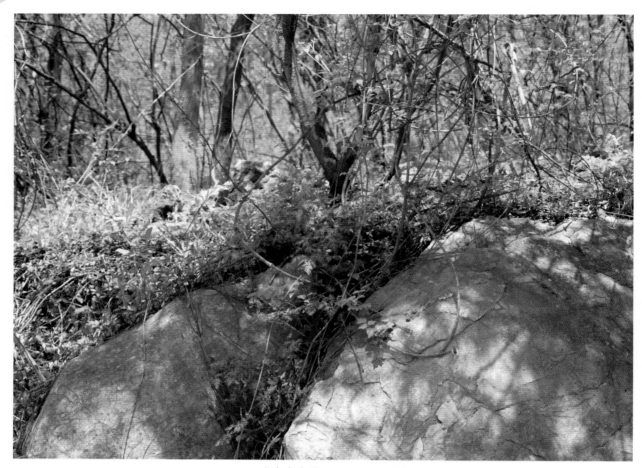

明党参生境 *Changium smyrnioides*

明党参

明党参 Mingdangshen

⊙【来源】

明党参为伞形科(Umbelliferae)植物明党参的干燥根。

⊙【原植物】

明党参 *Changium smyrnioides* Wolff

多年生草本，高60～100cm。根肥厚，圆柱形或粗短纺锤形。茎直立，上部分枝。基生叶有长柄，基部扩大呈鞘状而抱茎；叶为二至三回三出复叶，第二回分裂具3～4对羽状小叶片，小裂片披针形；茎上部的叶缩小呈鳞片状或叶鞘状。复伞形花序，总花梗长3～10 cm，伞辐6～10，无总苞片；小总苞片数个，钻形；小伞形花序有花10～15，侧枝花序雌蕊常不发育；花白色，萼齿小；花瓣5，卵状披针形，有一明显紫色中脉，顶端尖锐，内折，凹入；雄蕊5；子房下位。双悬果近圆形或卵状长圆形而扁，光滑，有纵纹。果棱不明显，分果侧面扁，断面近圆形，胚乳腹面有深槽，果棱槽有油管3，合生面有油管2。花期4～5月，果期5～6月。

⊙【生境分布】

生于山野、林下、岩石上、山坡。分布于江苏、安徽、浙江等省。

⊙【采收加工】

3～5月采挖根部，除去须根，洗净，置沸水中煮至无白心，取出，刮去外皮，漂洗，干燥。

⊙【药材性状】

明党参细长圆柱形、长纺锤形或不规则条块，长6～20cm，直径0.5～2cm。黄白色至淡棕色，光滑或有纵沟纹及须根痕，有的具红棕色斑点。质硬而脆，断面角质样，皮部较薄，黄白色，有的易与木部剥离，木部类白色。气微，味淡。

⊙【炮制及饮片】

洗净，润透，切厚片，干燥。

⊙【性味功能】

味甘、微苦，性微寒。有润肺化痰，养阴和胃，平肝，解毒的功能。

⊙【主治用法】

用于肺热咳嗽，呕吐反胃，食少口干，目赤眩晕，疔毒疮疡。用量6～12g。

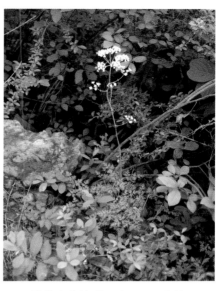

明党参花株 *Changium smyrnioides*

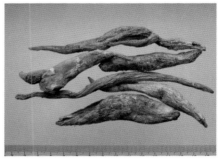

明党参药材 *Changium smyrnioides*

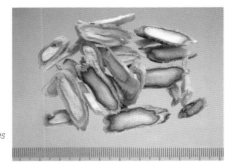

明党参饮片 *Changium smyrnioides*

同科植物川明党 *Chuanminshen violaceum* Sheh et Shan在四川有很长栽培历史，其干燥根入药，称"川明党"或"明党"。川明党植物与明党参主要区别：伞辐极不等长；胚乳腹面平直。

川明党植株
Chuanminshen violaceum

川明党种植园 *Chuanminshen violaceum*

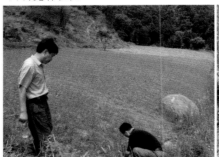

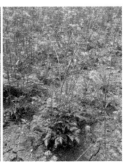

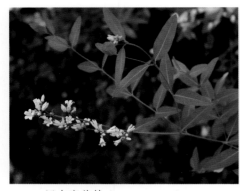
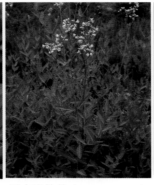
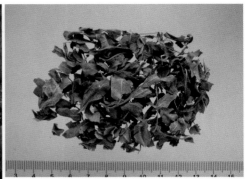

罗布麻花枝 Apocynum venetum　　　罗布麻植株 Apocynum venetum　　　罗布麻药材 Apocynum venetum

罗布麻叶

罗布麻叶 Luobumaye

⊙【来源】

罗布麻叶为夹竹桃科(Apocynaceae)植物罗布麻的干燥叶。

⊙【原植物】

罗布麻 Apocynum venetum L. 别名：牛茶，野茶，红麻。

多年生草本，株高 1～2m，全株含乳汁。茎直立，上部黄绿色，下部紫红色，无毛。叶柄短，叶对生，长圆状披针形，长 2～5cm，宽 0.5～1.5cm，先端钝，基部楔形或圆形，边缘稍反卷，两面无毛，下面有白粉。聚伞花序顶生于茎端或分枝上；苞片小，膜质，先端尖；萼 5 裂，有短毛；花冠钟状，粉红色或浅紫色，钟形，下部筒状，有短毛，先端 5 裂，花冠里面基部有副花冠；花盘边缘有蜜腺；雄蕊 5，花药孔裂；柱头 2 裂。果长角状，熟时黄褐色，带紫晕，长 15～20cm，直径 3～4mm，成熟后沿粗脉开裂，散有种子，种子多数，黄褐色，先端簇生白色细长毛。花期 6～7 月。果期 8～9 月。

⊙【生境分布】

生于河岸、山沟、山坡等。分布于吉林、辽宁、内蒙古、甘肃、陕西、山西、山东、河南、河北等省。

⊙【采收加工】

栽种当年 8 月份收获一次，从第二年起在 6 月和 9 月份各采收 1 次叶片，除去杂质，晒干或阴干。

⊙【药材性状】

罗布麻叶多皱缩卷曲，完整叶片展平后呈椭圆状披针形或卵圆状披针形，长 2～5cm，宽 0.5～1.5cm，淡绿色或灰绿色，先端钝，有小芒尖，基部钝圆或楔形，边缘具细齿，常反卷，两面无毛，叶脉于下表面突起；叶柄细，长约 4mm。质脆。气微，味淡。

⊙【性味功能】

味甘、苦，性凉。有平肝安神，清热利水的功能。

⊙【主治用法】

用于肝阳眩晕，心悸失眠，浮肿尿少；高血压病，神经衰弱，肾炎浮肿等。用量 6～12g。

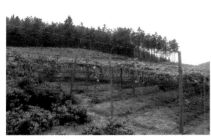
罗汉果种植园 *Momordica grosvenori*

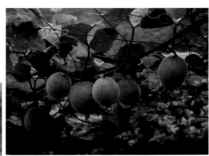
罗汉果果枝 *Momordica grosvenori*

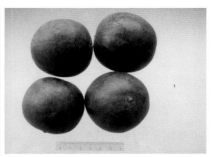
罗汉果药材 *Momordica grosvenori*

罗汉果

罗汉果 Luohanguo

◉ 【来源】

罗汉果为葫芦科（Cucurbitaceae）植物罗汉果的果实。

◉ 【原植物】

罗汉果 *Momordica grosvenori* Swingle 别名：拉汉果。

多年生草质藤本，长达5cm。有块根，茎细，暗紫色，有纵棱，被白色或黄色柔毛，卷须2裂几达中部。叶互生；叶柄长4～7cm，稍扭曲，有短柔毛；叶心状卵形，膜质，长10～15cm，宽4～12cm，先端急尖或渐尖，基部宽心形或耳状心形，全缘，两面有白柔毛，下面有红棕色腺毛。花单性，雌雄异株；雄花腋生，数朵排成总状花序，长达12cm，有柔毛及腺毛，花梗长达3cm，有小苞片1，花萼漏斗状，被柔毛，5裂，先端有线状长尾，花冠5全裂，橙黄色，先端渐尖，外生白色杂有棕色柔毛；雄蕊3，有白色柔毛；雌花单生或2～5花簇生于叶腋，成短总状花序。子房下位，有柔毛，花柱3，柱头2分叉，有退化雄蕊3。瓠果圆形或长圆形，有黄色及黑色茸毛，有纵线10条。种子扁长圆形，淡黄色，边缘有缺刻，中央稍凹。花期6～8月。果期8～10月。

◉ 【生境分布】

生于山区海拔较低处。多为栽培。分布于江西、广东、广西、贵州等省区。

◉ 【采收加工】

9～10月果实成熟采摘，放置8～10天果皮由青转黄时，用火烘干，常翻动，5～6天取出。

◉ 【药材性状】

罗汉果圆球形或长圆形，长6～8cm，直径5～6.5cm。棕绿色或黄褐色，有深棕色斑纹和木栓斑点，全体有白色毛茸，有8～10条纵纹。果实顶端有圆点状柱基，基部有果柄痕。体轻，质脆，易碎；果瓤干缩，淡黄色或淡棕色，质松如海绵。种子多数，扁圆形，中央微凹陷，边缘有糟，黄色。气微，味甜。

◉ 【性味功能】

味甘，性凉。有清热解暑，润肺止咳，滑肠通便的功能。

◉ 【主治用法】

用于伤风感冒，咳嗽，百日咳，咽痛失音，急慢性气管炎，急慢性扁桃腺炎，咽喉炎，急性胃炎，暑热口渴，肠燥便秘等症。用量9～15g。

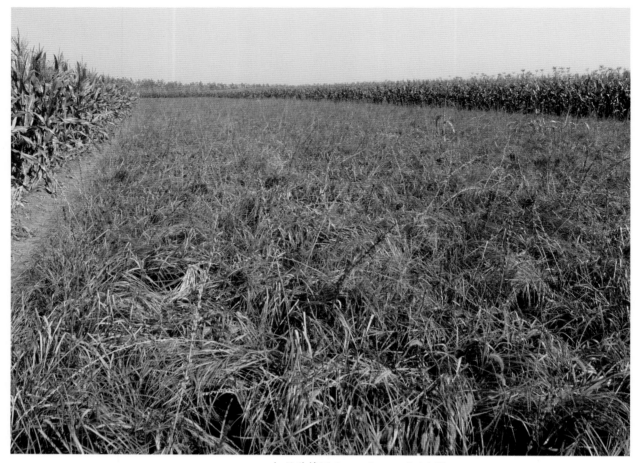

知母种植园 *Anemarrhena asphodeloides*

知母花序 *Anemarrhena asphodeloides*

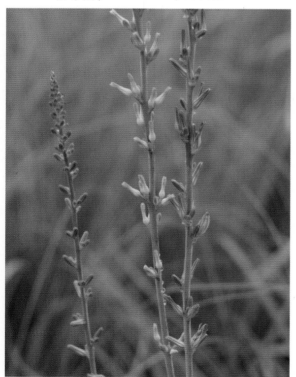

知母

知母 Zhimu

⊙【来源】

知母为百合科(Liliaceae)植物知母的干燥根茎。

⊙【原植物】

知母 *Anemarrhena asphodeloides* Bge. 别名：羊胡子。

多年生草本。根茎肥厚，横生，有残留多数黄褐色纤维状旧叶残基，下部生多数肉质须根。叶基生，线形，质稍硬，长20～70cm，宽3～7mm，基部扩大成鞘状，上部淡绿色，下面深绿色。花葶直立，不分枝，高50～100cm或更长，其上疏生鳞片状小苞片；2～6花成一簇，散生在花序轴上，排成长穗状；花黄白色或淡紫色，有短梗，夜间开花，有香气；花被片6，2轮，长圆形，外

⊙【生境分布】

　　生于低山坡岩石上、山谷、阴湿处；也有栽培。分布于吉林、辽宁、河北、河南、山西、陕西、山东、江苏、安徽、浙江、江西、福建、湖北、四川、贵州等省。

⊙【采收加工】

　　春秋季均可采收全株，但以秋季质量较佳。晒干或鲜用。

⊙【药材性状】

　　晒干的垂盆草全草稍卷缩，根细短；茎棕绿色，长4～8cm，直径0.1～0.2cm，质地较韧或脆，断面中心淡黄色，上有稍外凸的棕褐色的环状茎节10余个，偶有残留不定根；干叶片皱缩，褐绿色，质较脆，易脱落破碎，完整叶片呈倒披针形至矩圆形，棕绿色，长1.5cm，宽0.4cm。

　　如低温(60～70℃)烘干的全草，全株黄绿色，叶片表面鼓起，性脆，易脱落，破碎成碎块状，剩棕绿色的茎，有的带花，聚伞状花序顶生，小花黄白色。气微味微苦。

⊙【炮制及饮片】

　　除去泥沙杂质，干品切段。

⊙【性味功能】

　　味甘、淡，性凉。有清热，消肿利湿，解毒，排脓生肌，降低谷丙转氨酶的功能。

⊙【主治用法】

　　用于急性肝炎，迁延性肝炎，慢性肝炎，咽喉肿痛，口腔溃疡，痢疾，烧烫伤，痈肿疮疡，带状疱疹，毒蛇咬伤。用量15～30g，鲜品250g。外用鲜品适量。

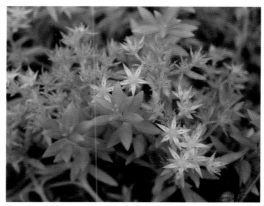

垂盆草花株 Sedum sarmentosum

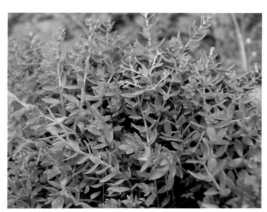

垂盆草果株 Sedum sarmentosum

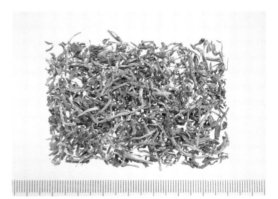

垂盆草饮片 Sedum sarmentosum

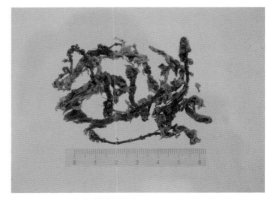

垂盆草药材 Sedum sarmentosum

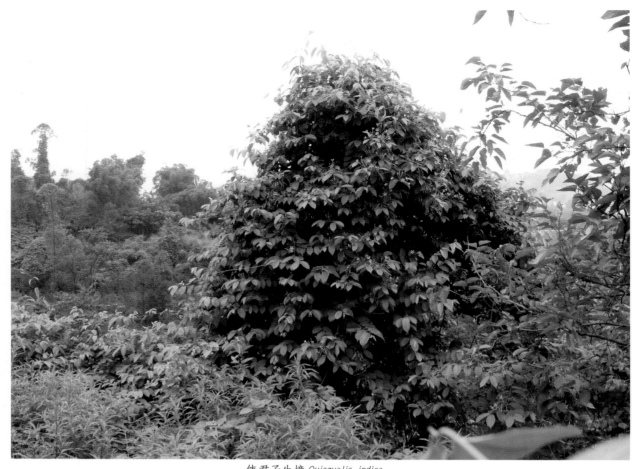

使君子生境 *Quisqualis indica*

使君子

使君子　Shijunzi

⊙ 【来源】

使君子为使君子科(Combretaceae)植物使君子的干燥成熟果实。

⊙ 【原植物】

使君子 *Quisqualis indica* L. 别名：留球子，索子果。

落叶藤状灌木，高2~8m，幼株生黄褐色柔毛。叶对生，薄纸质；叶柄长约1cm，下部有关节，有毛，基部刺状；叶长椭圆状披针形，长5~15cm，宽2~6cm，先端渐尖，基部圆形或微心形，全缘，两面有黄褐色短柔毛，脉上尤多。穗状花序顶生，有花10余朵，着生较疏，下垂；每花下有苞片1，披针形或线形；萼筒细管状长约7cm，先端5裂，裂片三角形，有柔毛及腺毛；花瓣5，长圆形或倒卵形，长1.5~2cm，先端圆，基部宽楔形，初放时白色，后渐转紫红色，雄蕊10，排为上下2轮，上轮5枚外露；子房下位，圆柱状纺锤形，有5条纵棱，花柱丝状，下部与萼筒合生，柱头短。果实橄榄状，稍木化，长约3cm，黑褐色或深棕色，有5棱，种子1。花期5~9月。果期6~10月。

⊙ 【生境分布】

生于平地、山坡、路旁等向阳灌丛中，亦有栽培。分布于江西、福建、台湾、湖南、广东、广西、云

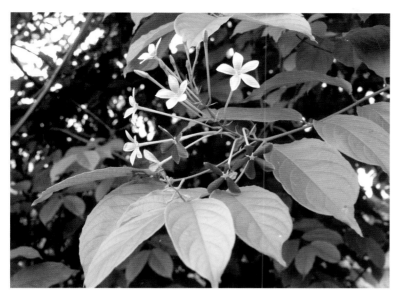

使君子花枝 *Quisqualis indica*

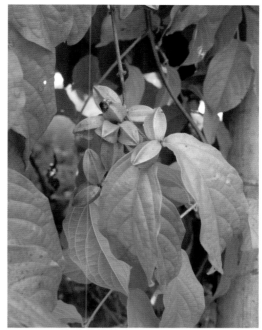

使君子果枝 *Quisqualis indica*

南、贵州、四川等省区。

⊙【采收加工】

　　秋季果实成熟未开裂时采收，晒干或微火烘干，为"使君子"，除去果皮后为"君子仁"。

⊙【药材性状】

使君子药材 *Quisqualis indica*

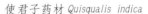

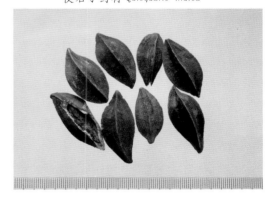

　　使君子呈椭圆形或卵圆形，具5条纵棱，偶有4～9棱，长2.5～4cm，直径约2cm。黑褐色至紫黑色，平滑，微具光泽。顶端狭尖，基部钝圆，有明显圆形的果梗痕。质坚硬，横切面多呈五角星形，棱角处壳较厚，中间呈类圆形空腔。种子长椭圆形或纺缍形，长约2cm，直径约1cm；表面棕褐色或黑褐色，有多数纵皱纹；种皮薄，易剥落；子叶2，黄白色，有油性，断面有裂纹。气微香，味微甜。

⊙【炮制及饮片】

使君子仁 *Quisqualis indica*

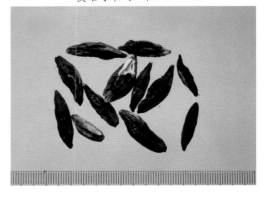

　　使君子除去杂质。用时捣碎。

　　使君子仁取净使君子 除去外壳。

　　炒使君子仁取使君子仁，置热锅中，用文火炒至有香气时，取出，放凉。

⊙【性味功能】

　　味甘，性温，有毒。有杀虫，消积，健脾的功能。

⊙【主治用法】

　　用于虫积腹痛，小儿疳积，乳食停滞，腹胀，泻痢等症。用量4.5～9g。捣碎入煎剂或入丸散或单用作1～2次服。小儿每岁一粒半，总量不超过20粒。空腹连服2～3天，去壳取仁炒香嚼服。服药时，忌饮热茶。

侧柏叶

侧柏叶 Cebaiye

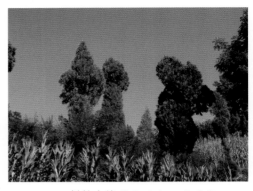

侧柏生境 *Platycladus orientalis*

⊙【来源】

侧柏叶为柏科(Cupressaceae)植物侧柏的干燥枝梢及叶。

⊙【原植物】

侧柏 *Platycladus orientalis* (L.) Franco 别名：扁柏，柏树。常绿乔木，高达20m，或灌木状。树皮浅纵裂，成薄片状脱落；分枝密，小枝扁平，排成平面，直展，叶鳞片状，绿色；叶交互对生，紧贴于枝上；叶片斜方形，气孔在两侧成2～4行。雌雄同株，球花单生于头年短枝顶端；雄球花黄褐色，雄蕊6～12；雌球花有3或4对球鳞，覆瓦状排列。球果卵状椭圆形，成熟前肉质，蓝绿色，被白粉，成熟后红褐色，木质，开裂，种鳞4对，扁平，背部顶端有反曲的尖头，中部种鳞各有种子1～2；种子卵圆形或长卵形，无翅或有棱脊。花期3～4月。果熟期9～10月。

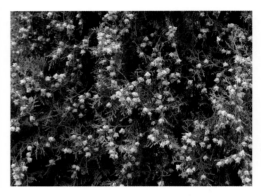

侧柏果枝 *Platycladus orientalis*

⊙【生境分布】

生于平原、山坡或山崖。分布于除青海、新疆外的全国各地。

⊙【采收加工】

全年可采，以9～10月采收为好，剪下枝叶，阴干。

⊙【药材性状】

侧柏叶多分枝，小枝扁平。叶细小，鳞片状，交互对生，紧贴伏于枝上，深绿色或黄绿色，质脆。气微清香，味苦涩、微辛。

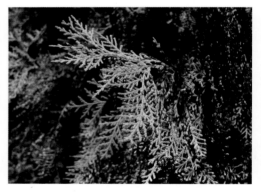

侧柏花枝 *Platycladus orientalis*

⊙【炮制及饮片】

侧柏叶除去硬梗及杂质。

侧柏炭取净侧柏叶，置热锅内，用武火炒至表面焦褐色，内部焦黄色时，取出，晾干。

⊙【性味功能】

味苦、涩，性微寒。有凉血，止血，清利湿热，生发乌发，祛痰止咳的功能。

⊙【主治用法】

用于吐血，衄血，咯血，便血，血痢，崩漏下血，风湿痹痛，血热脱发，须发早白，咳嗽等症。用量6～12g。

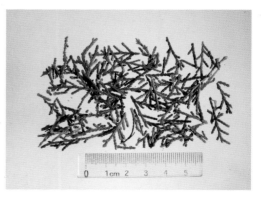

侧柏叶饮片 *Platycladus orientalis*

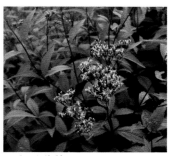
佩兰花枝 *Eupatorium fortunei*

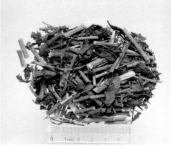
佩兰药材 *Eupatorium fortunei*

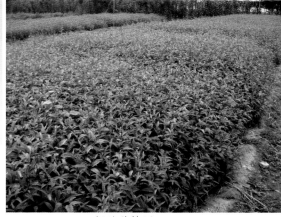
佩兰种植园 *Eupatorium fortunei*

佩兰

佩兰　Peilan

⊙【来源】

佩兰为菊科(Compositae)植物佩兰的全草。

⊙【原植物】

佩兰 *Eupatorium fortunei* Turcz. 别名：杭佩兰。

多年生草本，高50～100cm。茎带紫红色。叶对生，下部叶常枯萎，中部叶有短枝；叶3全裂或深裂，中裂片长椭圆形或长椭圆状披针形，长5～10cm，宽1.5～2.5cm，上部叶常不分裂或全部不分裂，先端渐尖，边缘有粗齿或不规则锯齿，两面光滑或沿脉疏生柔毛，无腺点。头状花序顶生，排成复伞房花序，总苞钟状，总苞片2～3层，外层短，卵状披针形，中、内层苞片渐长，苞片紫红色或带淡红色，无毛，无腺点；每头状花序含4～6花，白色或带微红色，全为管状花，两性，花冠外无腺点，5齿裂；雄蕊5，聚药；子房下位，柱头2裂。瘦果圆柱形，熟时黑褐色，无腺点，冠毛白色。花期7～11月。果期8～12月。

⊙【生境分布】

生于路旁灌丛中或溪边，分布于陕西、山东及长江以南大部地区。

⊙【采收加工】

夏秋季采收，割取地上部分，除净泥土，阴干或洗净，捞出稍润，去根，切段，晒干。

⊙【药材性状】

茎圆柱形，长30～100cm，直径2～5mm，黄棕色，有节及纵棱，断面髓部白色或中空。叶对生，皱缩或破碎，完整叶展平后3裂，裂片长圆形或长圆状披针形，边缘有粗锯齿，绿褐色或暗绿色，无腺点。气香，味微苦。

⊙【炮制及饮片】

除去杂质，洗净，稍润，切段，晒干。

⊙【性味功能】

味微苦，性寒。有发表去湿，和中化浊的功能。

⊙【主治用法】

用于伤暑头痛，无汗发热，胸闷腹满，口中甜腻，口臭等症。用量4.5～9g。阴虚、气虚者不宜用。

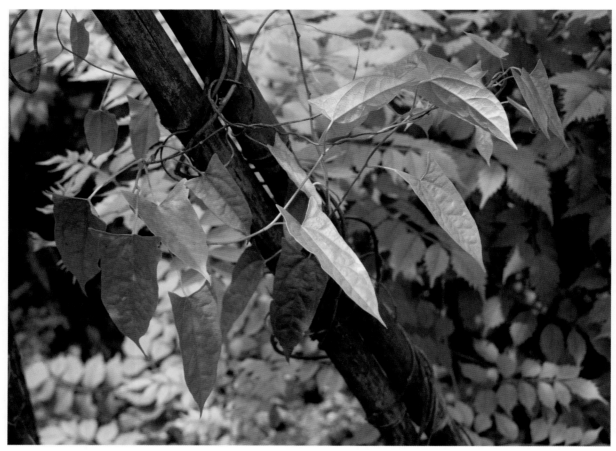

青牛胆 *Tinospora sagittata*

金果榄

金果榄 *Jinguolan*

⊙【来源】

金果榄为防己科(Menispermaceae)植物青牛胆的干燥块根。

⊙【原植物】

青牛胆 *Tinospora sagittata*（Oliv.）Gagnep.别名：金牛胆，苦地胆，金果榄。

草质，常绿藤本，具连珠状块根，膨大部分不规则球形，干时带灰色，有皱纹，断面黄色；枝纤细，常被柔毛或近无毛。叶纸质，披针状或长圆状箭形，偶有近戟形，长7～15cm或稍过之，顶端渐尖或尾尖，两面通常近无毛；掌状脉5条。聚伞花序腋生，疏散，通常有花数朵，单生或簇生，长约2～5cm，总梗、分枝和花梗均丝状；小苞片2；雄花：萼片6，外轮小，长约1mm，内轮倒卵形或阔倒卵形，长约3mm或稍过之，顶端钝或圆；花瓣6，稍肉质，长约1mm或稍过之；雄蕊6，与花瓣近等长或稍长；雌花：萼片与雄花相似；花瓣较小，常楔形；不育雄蕊6，棒状；心皮3，近无毛。核果红色，近球形，内果皮近半球形，宽约6～8mm。花期4月，果期秋末。

⊙【生境分布】

生于山谷、溪边、疏林下、山坡草丛或石缝中，分布于云南、广西等省区。

⊙【采收加工】

秋季采挖块根，洗净切片，烘干或晒干。

⊙【药材性状】

金果榄呈不规则圆块状，长5～10cm，直径3～6cm。棕黄色或淡褐色，粗糙不平，有深皱纹。质坚硬，不易击碎，破开，横断面淡黄白色，导管束略呈放射状排列，色较深。无臭，味苦。

⊙【炮制及饮片】

除去杂质，浸泡，润透，切厚片，干燥。

⊙【性味功能】

味苦，性寒。有清热解毒，利咽，止痛的功能。

⊙【主治用法】

用于急性咽喉炎，扁桃体炎，口腔炎，急性胃肠炎，胃痛，细菌性痢疾等。用量3～9g。

 混 伪 品

《中华人民共和国药典》记载金果榄为防己科植物青牛胆 *Tinospora sagittata* (Oliv.) Gagnep.或金果榄 *Tinospora capillipes* Gagnep.的干燥块根。《中国植物志》将金果榄 *Tinospora capillipes* Gagnep.作为青牛胆 *Tinospora sagittata* (Oliv.) Gagnep.的异名。

金果榄饮片 *Tinospora capillipes*

金果榄药材 *Tinospora capillipes*

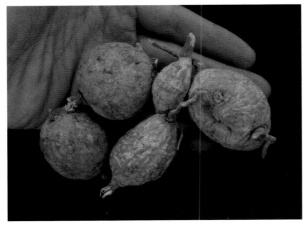

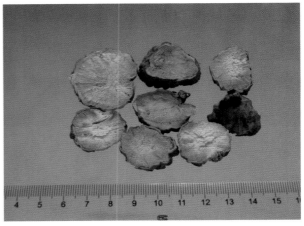

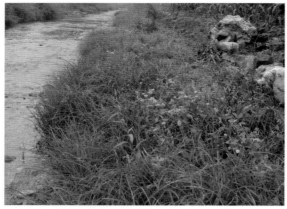

旋覆花生境 Inula japonica

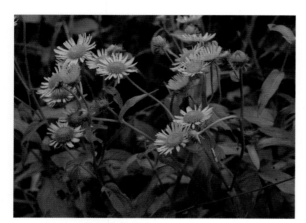

旋覆花花枝 Inula japonica

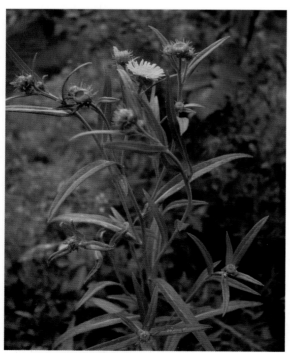

条叶旋覆花花枝 Inula linariifolia

金佛草

金佛草 Jinfocao

⊙【来源】

金佛草为菊科(Compositae)植物条叶旋覆花或旋覆花的干燥地上部分。

⊙【原植物】

1. 条叶旋覆花 Inula linariifolia Turcz. 别名: 线叶旋覆花。

多年生草本，被疏柔毛。基部叶花期多枯萎；上部叶互生，线状披针形或线形，长3~10 cm，宽0.5~1cm，先端尖，基部渐窄，无小耳，全缘，边缘常反卷，下面有腺点及蛛丝状柔毛或长伏毛；无柄。头状花序枝顶单生或3~5朵呈伞房状排列；总苞半球形，总苞片4层，内层苞片除中脉外全为干膜质，有睫毛；边花舌状，黄色，先端3裂，背面有腺点；管状花先端5齿裂。瘦果圆柱形，被短粗毛，冠毛白色。花期7~9月。果期8~10月。

2. 旋覆花 Inula japonica Thunb. 参见"旋覆花"项。

⊙【生境分布】

条叶旋覆花生于山坡路旁，河岸田边，分布于我国东北、华北、华中、华东地区。旋覆花生于河滩、山谷、田梗、草丛及路边湿地，分布于东北、华北、西北、华东及湖北、湖南、广东、贵州、四川等地。

⊙【采收加工】

夏、秋二季采割，晒干。

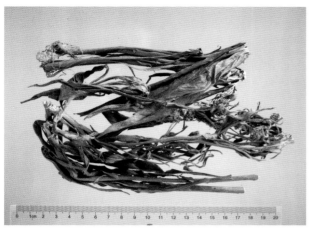

金佛草药材(条叶旋覆花 *Inula linariifolia*)

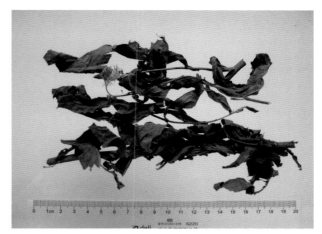

金佛草药材(旋覆花 *Inula japonica*)

⊙【药材性状】

　　条叶旋覆花 茎呈圆柱形，上部分枝，长30～70cm，直径0.2～0.5cm；绿褐色或棕褐色，疏被短柔毛，有多数细纵纹；质脆，断面黄白色，髓部中空。叶互生，叶片条形或条状披针形，长5～10cm，宽0.5～1cm，先端尖，基部抱茎，全缘，边缘反卷，上表面近无毛，下表面被短柔毛。头状花序顶生，直径0.5～1cm，冠毛白色，长约0.2cm。气微，味微苦。

　　旋覆花 叶片椭圆状披针形，宽1～2.5cm，边缘不反卷。头状花序较大，直径1～2cm，冠毛长约0.5cm。

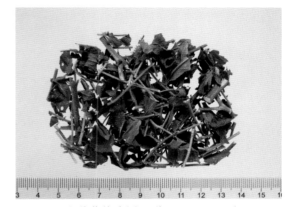

金佛草饮片(旋覆花 *Inula japonica*)

⊙【炮制及饮片】

　　除去杂质，略洗，切段，干燥。

⊙【性味功能】

　　味苦、辛、咸，性温。有降气，消痰，行水，止呕的功能。

⊙【主治用法】

　　用于风寒咳嗽，痰饮蓄结，痰壅气逆，胸膈痞满，喘咳痰多；外治疔疮肿毒。用量4.5～9g。外用鲜品适量，捣汁涂患处。

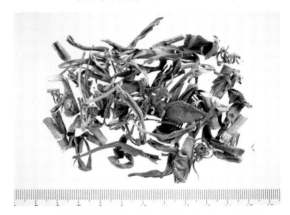

金佛草饮片(条叶旋覆花 *Inula linariifolia*)

 混 伪 品

　　同科植物欧亚旋覆花*Inula britanica*、湖北旋覆花*Inula hupehensis*、水朝阳旋覆花*Inula helianthus-aquatica*的的干燥地上部分混为金佛草使用，它们主要区别点见"旋覆花"项。

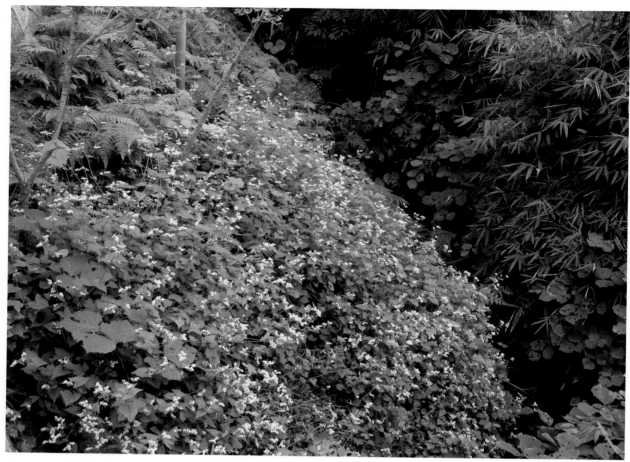

野荞麦生境 *Fagopyrum dibotrys*

金荞麦

金荞麦 Jinqiaomai

⊙【来源】

　　金荞麦为蓼科(Polygonaceae)植物野荞麦的根茎。

⊙【原植物】

　　野荞麦 *Fagopyrum dibotrys* Hara 别名：金荞麦，金锁银开，荞麦三七。

　　多年生草本。主根粗大，呈结节状，横走，红棕色。茎直立，常微带红色。叶互生，具长柄，托叶鞘筒状，膜质，灰棕色；叶片戟状三角形，先端长渐尖或尾尖状，基部戟状心形。花小，聚伞花序顶生或腋生，花被片5，白色；雄蕊8，花药红色，花柱3，向下弯曲。小坚果卵状三角棱形，表面平滑，角棱锐利。花期7～9月，果期10～11月。

⊙【生境分布】

　　生于荒地、路旁、河边阴湿地。分布于河南、江苏、安徽、浙江、江西、湖北、湖南、广东、广西、陕西、甘肃、西藏等省区。

⊙【采收加工】

秋季挖取根茎，洗净，阴干。

⊙【药材性状】

金荞麦呈不规则块状，常具瘤状分枝，长短不一。深灰褐色，有环节及纵皱纹，有点状皮孔，有凹陷的圆形根痕及须根残余；瘤状分枝顶部有茎残基。质坚硬，不易折断，切面淡黄白色至黄棕色，有放射状纹理，中央有髓。气微，味微涩。

⊙【炮制及饮片】

除去杂质，洗净，润透，切厚片，晒干。

⊙【性味功能】

味微辛、涩，性凉。有清热解毒，排脓祛瘀的功能。

⊙【主治用法】

用于肺脓疡，咽炎，扁桃体炎，痢疾，无名肿毒，跌打损伤，风湿关节炎等。用量15～45g。

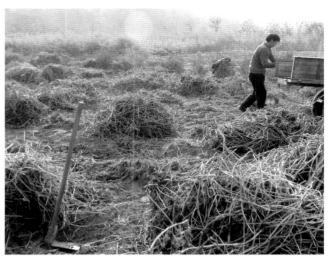

野荞麦采收 *Fagopyrum dibotrys*

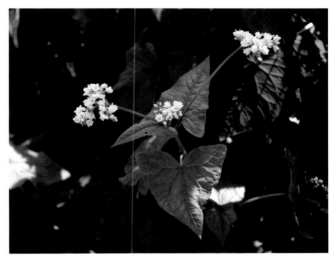

野荞麦花枝 *Fagopyrum dibotrys*

金荞麦药材 *Fagopyrum dibotrys*

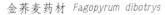

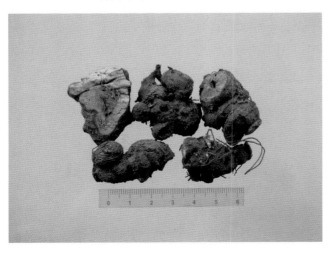

金荞麦饮片 *Fagopyrum dibotrys*

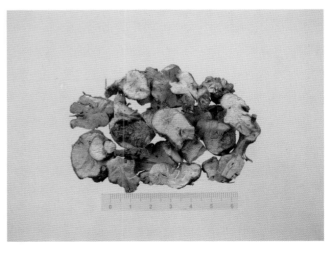

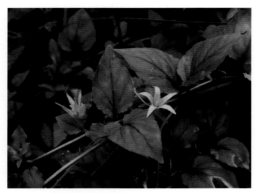

过路黄花枝 Lysimachia christinae

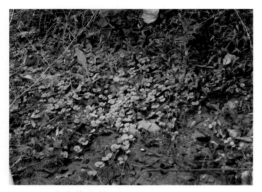

过路黄生境 Lysimachia christinae

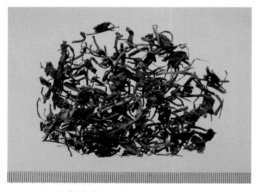

金钱草饮片 Lysimachia christinae

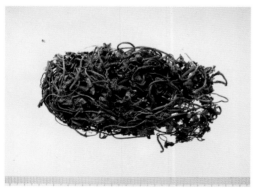

金钱草药材 Lysimachia christinae

金钱草

金钱草 Jinqiancao

⊙【来源】

金钱草为报春花科(Primulaceae)植物过路黄的全草。

⊙【原植物】

过路黄 Lysimachia christinae Hance　别名: 大金钱草, 一串钱, 铜钱草, 对座草, 路边黄。

多年生草本。茎柔弱,匍匐地面,长20~60cm,淡绿带红色,无毛或微具短柔毛。叶对生,叶柄与叶片约等长; 叶片心形或宽卵形,长1.5~4cm,宽1~3.5cm,先端钝尖或钝形,基部心形或近圆形,全缘,两面均有黑色腺条,无毛或微具短柔毛,主脉1,于叶之背面隆起。花成对腋生,花梗较叶柄稍长或长达叶端; 花萼5深裂,裂片披针形,长约4mm,通常绿色,外面有黑色腺条; 花冠5裂,黄色,基部相连,裂片椭圆形,长约1cm,先端尖,有明显的黑色腺条; 雄蕊5,与花瓣对生,花丝不等长,上部分离,基部联合成筒状; 花柱单一,圆柱状,柱头圆形,子房上位,卵圆形,1室,特立中央胎座,胚珠多数。蒴果球形,直径约2.5mm,有黑色短腺条。花期5~7月,果期6~8月。

⊙【生境分布】

生长于路边、沟边及山坡、疏林、草丛阴湿处。分布于河南、山西、江苏、安徽、浙江、江西、福建、台湾、湖北、湖南、广东、广西、陕西、云南、贵州、四川等省区。

⊙【采收加工】

4~6月采收,拔取全草,除去杂质,切段,晒干备用或鲜用。

⊙【药材性状】

常缠结成团,无毛或被疏柔毛。茎扭曲,表面棕色或暗棕红色,有纵纹,部茎节上有时具须根,断面实心。叶对生,多皱缩,展平后呈宽卵形或心形,长1~4cm,宽1~5cm,基部微凹,全缘; 上表面灰绿色或棕褐色,下表面色较浅,主脉明显突起,用水浸后,对光透视可见黑色或褐色条纹; 叶柄长1~4cm。有的带花,花黄色,单生叶腋,具长梗。蒴果球形。气微,味淡。

⊙【炮制及饮片】

除去杂质，略洗，切段，晒干。

⊙【性味功能】

味甘、咸，性微寒。有清热解毒，利尿排石，活血散瘀的功能。

⊙【主治用法】

用于胆结石，胆囊炎，黄疸型肝炎，泌尿系结石，水肿，毒蛇咬伤，毒蕈及药物中毒；外用治化脓性炎症，烧烫伤。用量15～60g。

混伪品

1. 广金钱草为豆科植物广金钱草 *Desmodium styracifolium* Merr.的干燥全草，传统上与金钱草同等入药。

2. 同科植物点腺过路黄 *Lysimachia hemsleyana*、聚花过路黄 *Lysimachia congestiflora* 形状与过路黄相象，易混淆。

中药金钱草及混品伪的基源植物检索表：

1. 3小叶···广金钱草 *Desmodium styracifolium*

1. 单叶

2. 花单生叶腋或成项生疏散总状花序

3. 叶和花冠具暗红色腺点···点腺过路黄 *Lysimachia hemsleyana*

3. 叶和花冠具紫或黑色腺条，花冠裂片稍厚，具粗长腺条·······················过路黄 *Lysimachia christinae*

2. 花排成顶生伞形或头状花序···聚花过路黄 *Lysimachia congestiflora*

聚花过路黄 *Lysimachia congestiflora*　　　　　　　　　　广金钱草 *Desmodium styracifolium*

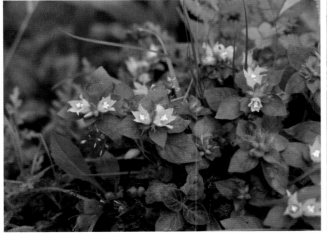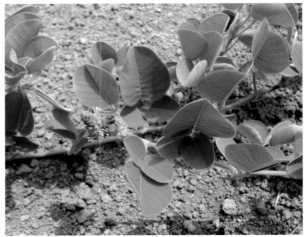

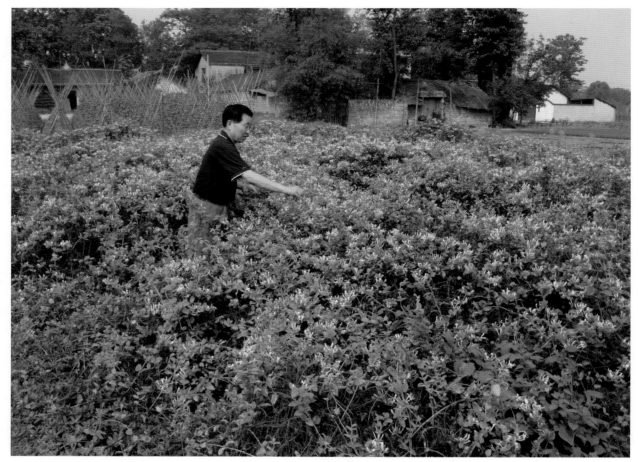

刘期福（编者）考察忍冬 *Lonicera japonica*

金银花

金银花 *Jinyinhua*

⊙【来源】

金银花为忍冬科(Caprifoliaceae)植物忍冬花蕾或带初开的花。

⊙【原植物】

忍冬 *Lonicera japonica* Thunb. 别名：二花（通称），忍冬藤，银花藤。

半常绿缠绕灌木。茎似藤蔓，中空，多分枝，幼枝绿色或暗红褐色，密生黄褐色、开展的硬直糙毛，并杂有腺毛和柔毛；老枝红棕色，毛少或光滑。叶对生；叶柄长4～10mm；叶卵形或长卵形，长2.5～8cm，宽1～5.5cm，先端短渐尖或钝，基部圆形，或近心形，全缘，两面有短柔毛。花成对腋生，初开白色，后渐变黄色；花梗密生短柔毛；苞片叶状，1对，卵形或椭圆形，长2～3cm；小苞片长约1mm，离生；花萼筒状，短小，5裂，先端尖，有长毛；花冠筒状，长3～4cm，白色，基部向阳面稍带紫色，后变黄色，外面有倒生开展或半开展糙毛和长腺毛，唇形，上唇4裂，下唇反转；雄蕊5；子房上位，花柱和雄蕊超出花冠。浆果球形，熟时黑色，有光泽。花期4～6月，果期7～10月。

⊙【生境分布】

　　生于山坡灌丛或疏林中、田埂、路边等处。分布于全国大部分省区。

⊙【采收加工】

　　夏初花开放前采收，干燥；或用硫磺熏后干燥。

⊙【药材性状】

　　呈棒状，上粗下细，略弯曲，长2～3cm，上部直径约3mm，下部直径约1.5mm。表面黄白色或绿白色，密被短柔毛。偶见叶状苞片。花萼绿色，先端5裂，裂片有毛，长约2mm。开放者花冠筒状，先端二唇形；雄蕊5个，附于筒壁，黄色；雌蕊1个，子房无毛。气清香，味淡、微苦。

⊙【性味功能】

　　味甘，性寒。有清热解毒，凉散风热，抗癌的功能。

⊙【主治用法】

　　用于温病发热，风热感冒，热毒血痢，痈肿疔疮，喉痹，丹毒，扁桃体炎，急性乳腺炎，急性结膜炎，钩端螺旋体病，子宫颈糜烂，肺脓疡，大叶性肺炎，外伤感染等症。用量6～15g。

混 伪 品

　　同科植物多种忍冬的花蕾或带初开的花为中药"山银花"。参见"山银花"项。

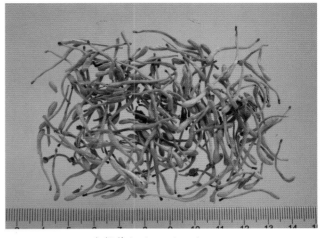

金银花 *Lonicera japonica*

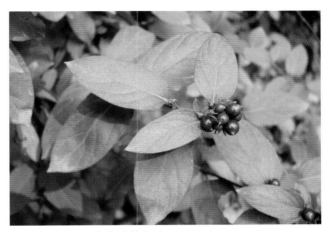

忍冬果枝 *Lonicera japonica*

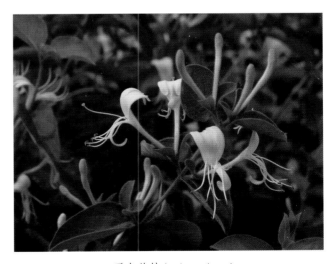

忍冬花枝 *Lonicera japonica*

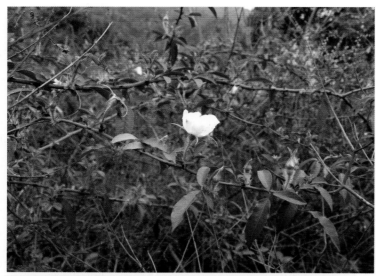

金樱子花枝 *Rosa laevigata*

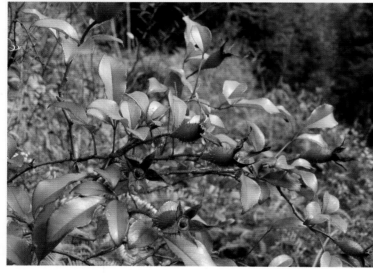

金樱子果枝 *Rosa laevigata*

金樱子

金樱子 Jinyingzi

⊙【来源】

金樱子为蔷薇科(Rosaceae)植物金樱子的果实。

⊙【原植物】

金樱子 *Rosa laevigata* Michx. 别名：糖罐子，刺梨，刺橄榄，倒挂金钩。

常绿攀援灌木，高达5m。茎有倒钩状皮刺和刺毛。叶单数羽状互生；叶柄长达2cm，有棕色脉点及细刺；托叶条形，与叶柄分离，早落；小叶3或5，椭圆状卵形或披针状卵形，革质，长2~7cm，宽1.5~4.5cm，先端尖，基部宽楔形，边缘有细锐锯齿，上面光泽，下面中脉、叶柄和叶轴有小皮刺和刺毛。花大，单生于侧枝顶端，直径5~9cm；花梗长达3cm，有直刺；花托膨大，有细刺；萼片5，卵状披针形，宿存；花瓣5，白色，平展倒广卵形；雄蕊多数；雌蕊有数心皮，离生，有绒毛。花柱线形。柱

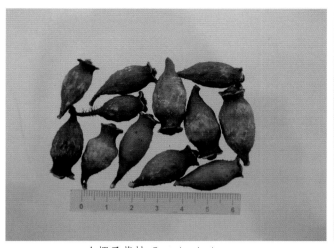 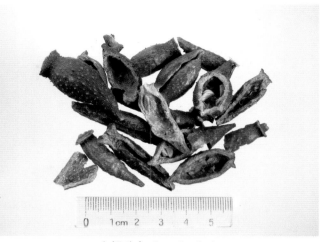

金樱子药材 *Rosa laevigata*　　　　　　　　　　金樱子肉 *Rosa laevigata*

头圆形。蔷薇果梨形或倒卵形，熟时黄红色，外有直刺，顶端有长弯宿萼，内有多数瘦果。花期3～4月。果期6～12月。

⊙ 【生境分布】

生于向阳多石山坡灌木丛中，或山谷两旁。分布于华东、华中、华南及四川、贵州、云南等地区。

⊙ 【采收加工】

秋季采收成熟果实，晾晒后放入桶内搅动，搓去毛刺，晒干。

⊙ 【药材性状】

金樱子倒卵形，长2～3.5cm，直径1～2cm。黄红色至棕红色，具光泽，上有多数刺状刚毛脱落后残基形成的棕色的小突起；上端宿存花萼如盘状，中央稍隆起有黄色花柱基，下端尖细，间有残留果柄。质坚硬，切开后可见花萼筒壁厚1～2mm，内壁附有淡黄色有光泽的绒毛，瘦果多数，扁平，淡黄棕色，木质坚硬。气微，味甘，微涩。

⊙ 【炮制及饮片】

金樱子 除去杂质，洗净，干燥。

金樱子肉 取净金樱子，略浸，润透，纵切两瓣，除去毛、核，干燥。

⊙ 【性味功能】

味酸、甘、涩，性平。有益肾，涩精，止泻，缩尿，止带的功能。

⊙ 【主治用法】

用于遗精滑精，遗尿，尿频，崩漏带下，久泻久痢，子宫脱垂等症。用量6～12g。

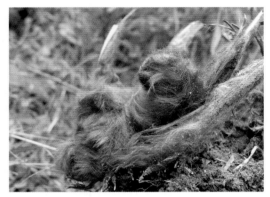

金毛狗脊根茎 *Cibotium barometz*

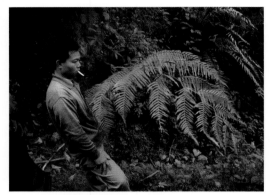

金毛狗脊叶片 *Cibotium barometz*

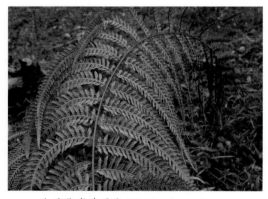

金毛狗脊孢子囊 *Cibotium barometz*

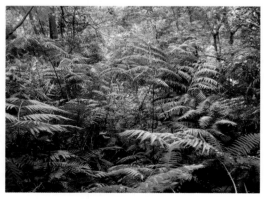

金毛狗脊生境 *Cibotium barometz*

狗脊

狗脊 Gouji

⊙【来源】

狗脊为蚌壳蕨科(Dicksoniaceae)植物金毛狗脊的根茎。

⊙【原植物】

金毛狗脊 *Cibotium barometz* (L.) J. Smith. 别名: 金毛狗, 金毛狮子, 猴毛头。

多年生大型蕨类植物, 高达3m。根茎粗壮, 顶端同叶柄基部密生金黄色长柔毛, 有光泽。叶簇生, 叶柄粗壮, 基部扁三角状, 扭曲, 凹面密生鳞毛; 叶片近革质, 阔卵状三角形, 长达2cm, 3回羽状分裂; 羽片互生, 下部羽片卵状披针形, 长30~80cm, 上部羽片逐渐短小; 小羽片线状披针形, 渐尖, 羽状深裂至全裂, 末回裂片镰状披针形, 边缘具浅锯齿; 上面暗绿色, 下面粉绿色, 小羽轴两面略有短毛, 侧脉单一, 或在不育裂片为2叉。孢子囊群生于裂片侧脉顶端, 每裂片上有1~6对, 囊群盖2瓣, 内瓣较小, 双唇状, 形如蚌壳, 棕褐色, 成熟时侧裂。

⊙【生境分布】

生于山脚沟边及林下阴处酸性土壤中。 分布于浙江、江西、福建、台湾、湖北、湖南、广东、广西、四川、贵州、云南等省区。

⊙【采收加工】

秋末至冬季采收质量为好。掘出根茎, 除去地上部及金黄色柔毛, 洗净后直接晒干, 称生狗脊条; 或趁鲜切片晒干, 称生狗脊片。也可用水煮或蒸后晒至六七成干, 再切片晒干, 称熟狗脊片。

⊙【药材性状】

狗脊为不规则块状, 长8~30cm, 直径3~8cm。

有金黄色长柔毛，毛长1~1.5cm；顶端有数个棕红色叶柄残基，叶柄背部有凸起棱脊，断面可见分体中柱排列呈双卷形，根茎中部及末端丛生多数棕黑色细根。质坚硬，难折断。气无，味微涩。

狗脊片长圆形、圆形或椭圆形，长6~20cm，宽2~8cm，外皮有未除净的金黄色长柔毛，近外皮处有一棕黄色凸起木质部圈。质坚硬，可折断。生狗脊片白色或淡棕色，熟狗脊片黑棕色或棕黄色。

⊙【炮制及饮片】

狗脊　除去杂质；未切片者，洗净，润透，切厚片，干燥。

烫狗脊　取洁净河砂置锅内，一般用武火炒热后，加入生狗脊片，不断翻动，烫至表面鼓起时，取出，筛去河砂，放凉后除去残存绒毛。

⊙【性味功能】

味苦、甘，性温。有补肝肾，强腰膝，除风湿的功能。

⊙【主治用法】

用于风寒湿痹，腰背强痛，足膝无力，小便失禁，白带过多。用量4.5~9g。肾虚有热，小便不利或短涩黄赤，口苦舌干者忌服。

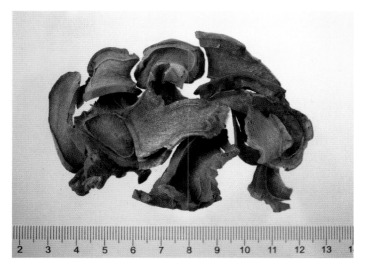

生狗脊片 *Cibotium barometz*

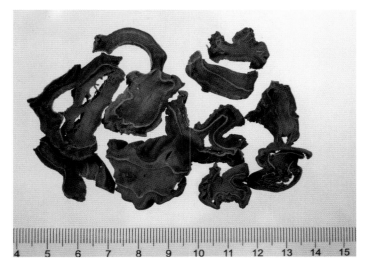

熟狗脊片 *Cibotium barometz*

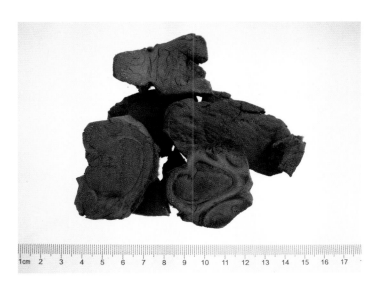

烫狗脊 *Cibotium barometz*

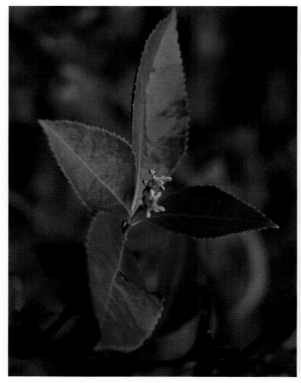

草珊瑚花枝 *Sarcandra glabra*

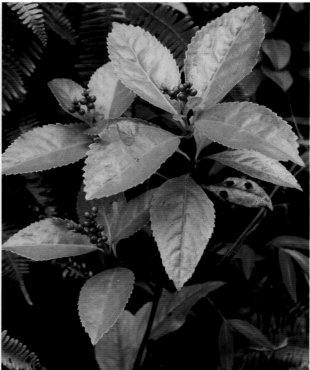

草珊瑚果枝 *Sarcandra glabra*

肿节风

肿节风 Zhongjiefeng

⊙【来源】

肿节风为金粟兰科(Chloranthaceae)植物草珊瑚的全草。

⊙【原植物】

草珊瑚 *Sarcandra glabra* (Thunb.) Nakai 别名：接骨金粟兰，九节风，九节茶，九节兰，节骨茶。常绿半灌木，高45~150cm，全体无毛。茎数枝丛生，绿色，节部明显膨大。单叶，对生，近革质，亮绿色。叶柄长0.5~1.5cm，两叶柄基部略合生；托叶小，锐三角形。叶片卵状披针形或长椭圆形，长5~18cm，宽2~7cm，先端渐尖，基部楔形，叶缘有粗锐锯齿，齿尖具1腺体；穗状花序常3枝，顶生，连总花梗长1.5~4.5cm，在中间又复分2或3枝，侧生者不分枝。花两性，无花梗，苞片2，黄绿色，钝三角状，宿存，无花被；雄蕊1，部分贴生于心皮的远轴一侧，药发达，肉质肥厚，棒状至圆柱状，或背腹压扁，花药2室，纵裂，白色，生于药隔上部两侧，侧向或有时内向；雌蕊1，由1心皮组成；子房下位，球形或卵形，1室，具下垂直生胚珠1，无花柱，柱头近头状。核果球形，亮红色，直径3~4mm。胚乳丰富，胚微小。花期6~7月，果期8~10月。

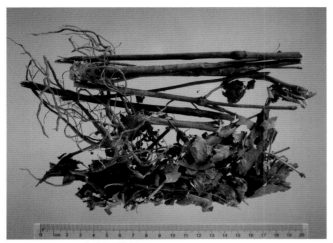

肿节风药材 *Sarcandra glabra*

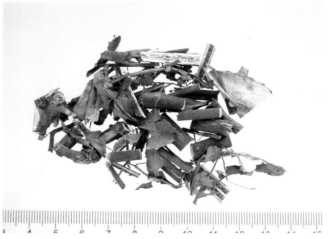

肿节风饮片 *Sarcandra glabra*

⊙【生境分布】

生于山沟溪谷旁林下阴湿处。分布于安徽、浙江、江西、福建、台湾、湖南、广东、广西、云南、贵州、四川等省区。

⊙【采收加工】

夏、秋季采收，除去杂质，晒干或鲜用。

⊙【药材性状】

肿节风长50~120cm。根茎较粗大，密生细根。茎圆柱形，多分枝，直径0.3~1.3cm；暗绿色至暗褐色，有明显细纵纹，散有纵向皮孔，节膨大；质脆，易折断，断面有髓或中空。叶对生，叶片卵状披针形至卵状椭圆形，长5~15cm，宽3~6cm；表面绿色、绿褐色至棕褐色或棕红色，光滑；边缘有粗锯齿，齿尖腺体黑褐色，叶柄长约1cm；近革质。穗状花序顶生，常分枝。气微香，味微辛。

⊙【炮制及饮片】

除去杂质，洗净，润透，切段，晒干。

⊙【性味功能】

味苦、辛，性微温。有祛风通络，活血去瘀，接骨，抗菌消炎的功能。

⊙【主治用法】

用于风湿性关节炎、腰腿痛、跌打损伤、肺炎、阑尾炎、急性蜂窝组织炎、肿瘤。用量9~30g。外用适量，鲜品捣烂或干品研粉，以酒调敷患处。

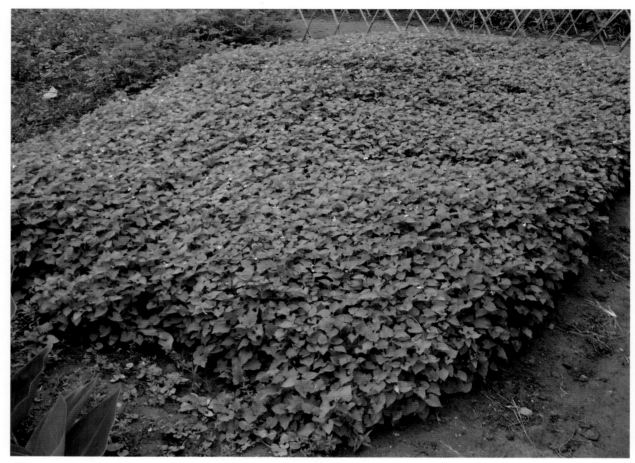

蕺菜种植园 *Houttuynia cordata*

鱼腥草
鱼腥草 Yuxingcao

⊙【来源】

鱼腥草为三白草科(Saururaceae)植物蕺菜的干燥地上部分。

⊙【原植物】

蕺菜 *Houttuynia cordata* Thunb. 别名：狗腥草，侧耳根，臭菜。

多年生草本，高15～50cm，全株有鱼腥臭味，茎下部伏地。节上生根，上部直立，茎叶常带紫红色。托叶膜质，线形，长1～1.5cm；叶柄长3～5cm；单叶互生，心形或宽卵形，长3～8cm，宽4～6cm，先端短渐尖，基部心形，全缘，上面绿色，下面常紫红色，有多数腺点，叶脉5～7条，脉上有柔毛；下部叶常与叶柄合生成鞘，有缘毛，基部扩大抱茎。穗状花序顶生，与叶对生；总苞4，长圆形或倒卵形，长1～1.5cm，宽5～6mm，白色，花瓣状，花小而密，无花被，仅有极小的1小苞片；雄蕊3，花丝下部与子房合生；雌蕊由3个下部合生心皮组成，子房上位，1室，胚珠多数，花柱3，柱头侧生。蒴果卵形，长约3mm，顶端开裂。种子多数，卵形，有条纹。花期5~7月。果期7~9月。

◉【生境分布】

生于山地沟边、林边阴湿地。分布于华北、西北、华中及长江以南部各省区。

◉【采收加工】

夏季茎叶茂盛花穗多时采割，除去杂质，晒干。

◉【药材性状】

扁圆柱形，扭曲，长20~35cm，直径0.2~0.3cm；棕黄色，具纵棱数条，节明显，下部节上有残存须根；质脆，易折断。叶互生，叶片卷折皱缩，展平后呈心形，长3~5cm，宽3~4.5cm；先端渐尖，全缘；上表面暗黄绿色至暗棕色，下表面灰绿色或灰棕色；叶柄细长，基部与托叶合生成鞘状。穗状花序顶生，黄棕色。搓碎有鱼腥气，味微涩。

◉【炮制及饮片】

除去杂质，迅速洗净，切段，晒干。

◉【性味功能】

味辛，性微寒。有清热解毒，利尿消肿的功能。

◉【主治用法】

用于肺脓疡，痰热咳嗽，肺炎，水肿，脚气，尿道感染，白带过多，痈疖肿毒，化脓性中耳炎，痢疾，乳腺炎，蜂窝组织炎，毒蛇咬伤等。用量15~30g，鲜品30~60g。

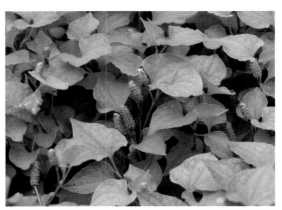

蕺菜果枝 *Houttuynia cordata*

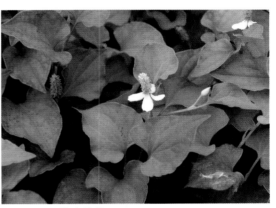

蕺菜花枝 *Houttuynia cordata*

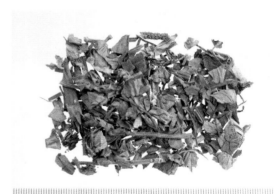

鱼腥草饮片 *Houttuynia cordata*

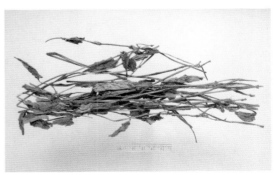

鱼腥草药材 *Houttuynia cordata*

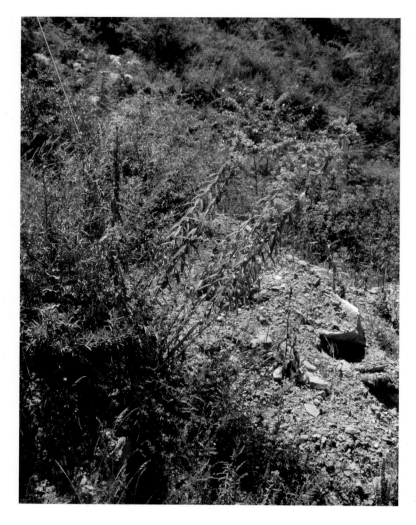

大戟生境 *Euphorbia pekinensis*

京大戟

京大戟 Jingdaji

⊙【来源】

京大戟为大戟科（Euphorbiaceae）植物大戟的根。

⊙【原植物】

大戟 *Euphorbia pekinensis* Rupr. 别名：龙虎草，九头猫儿眼，膨胀草。

多年生草本，高30～80cm，全株含乳汁。根细长，圆锥状。茎直立，上部分枝，被白色短柔毛，基部稍紫色。叶互生，近无柄，长圆状披针形或披针形，长3～8cm，宽0.5～1.4cm，先端尖，基部稍狭，全缘，边缘反卷。伞形聚伞花序顶生，常有5伞梗，伞梗顶端着生1杯状聚伞花序，基部有卵形或卵状披针形苞片，5片轮生，较宽大，杯状花序总苞坛形，先端4裂，腺体4，椭圆形；无花瓣状附属物；花小，黄绿色，单性同株，生于杯状总苞中。雄花多数，雄蕊1；花丝细柱形；雌蕊1，子房球形，3室，花柱3，顶端2浅裂，伸出总苞外而下垂。蒴果三棱状球形，有疣状突起。种子卵形，光滑，灰褐色。花期4～5月。果期6～7月。

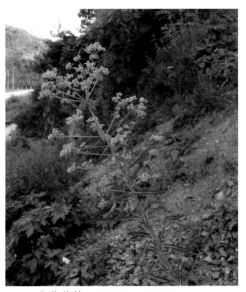

大戟花株 Euphorbia pekinensis

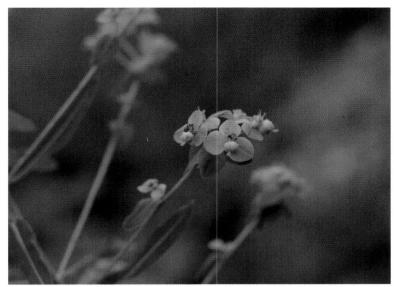

大戟花序 Euphorbia pekinensis

⊙【生境分布】

生于山坡、路旁、荒地、草丛、林缘及疏林下。除新疆及西藏外，分布几遍全国。

⊙【采收加工】

春、秋季挖取根部，洗净，晒干。

⊙【药材性状】

京大戟为不规则长圆锥形，略弯曲，常有分枝，长10～20cm，直径0.5～2cm，根头常带有茎的残基及芽痕。灰棕色或棕褐色，粗糙，有纵直沟纹及横向皮孔，支根少而扭曲。质坚硬，不易折断，断面类棕黄色或类白色，纤维性。气微，味微苦涩。

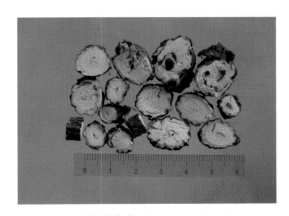

京大戟饮片 Euphorbia pekinensis

⊙【炮制及饮片】

京大戟　除去杂质，洗净，润透，切厚片，干燥。

醋京大戟　取京大戟加醋浸拌，放锅内与醋同煮，至将醋吸尽，切段，晒干。每京大戟100kg，用醋30～50kg。

⊙【性味功能】

味苦，性寒，有毒。有泻水逐饮，消肿散结的功能。

⊙【主治用法】

用于水肿胀满，痰饮积聚，胸膜炎积水，气逆喘咳，二便不利，晚期血吸虫病腹水，肝硬化腹水及精神分裂症；外治疔疮疖肿。用量：醋制品1.5～3g；研粉吞服0.3～1g，外用适量，研末调敷。孕妇忌服，体弱者慎用。不宜与甘草同用。

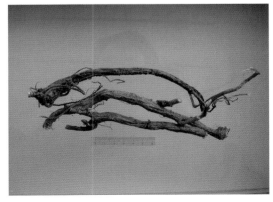

京大戟药材 Euphorbia pekinensis

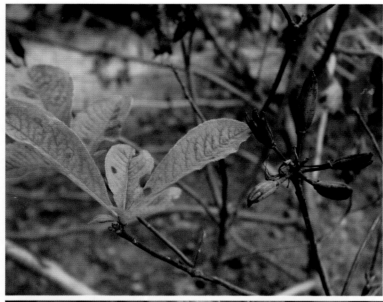

羊踯躅果枝 *Rhododendron molle*

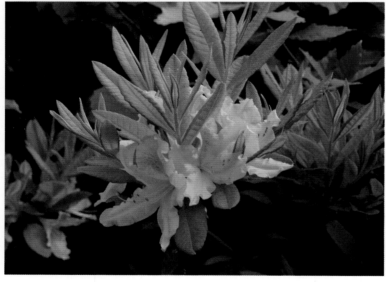

羊踯躅花枝 *Rhododendron molle*

闹羊花

闹羊花 Naoyanghua

⊙【来源】

闹羊花为杜鹃花科(Ericaceae)植物羊踯躅的花。

⊙【原植物】

羊踯躅 *Rhododendron molle* (Bl.) G. Don 别名：黄牯牛花，黄杜鹃。

落叶灌木，高 1～2m。幼枝密生短柔毛及刚毛，老枝灰褐色，光滑无毛。单叶互生，叶柄长 2～6mm，有白色柔毛；叶纸质，长椭圆形、长椭圆状披针形或倒披针形，长 5～12cm，宽 2～4cm，先端钝，有凸尖，基部楔形，全缘，常反卷，边缘有睫毛，上面疏生粗状毛，下面密生灰白色短柔毛。花

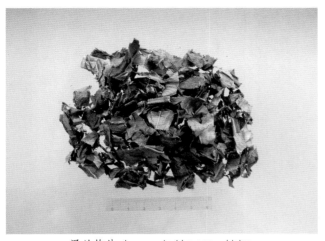

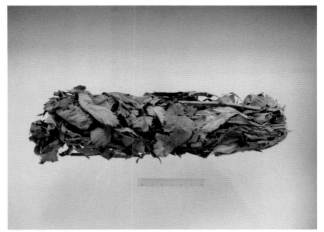

泽兰饮片 *Lycopus* lucidus var. *hirtus*

泽兰药材 *Lycopus* lucidus

⊙【采收加工】

夏、秋间茎叶茂盛时采割，晒干。

⊙【药材性状】

泽兰茎呈方柱形，少分枝，四面均有浅纵沟，长50～100cm，直径0.2～0.6cm；黄绿色或带紫色，节紫色明显，有白色茸毛；质脆，断面黄白色，髓部中空。叶对生，有短柄；叶片多皱缩，展平后呈披针形或长圆形，长5～10cm；上表面黑绿色，下表面灰绿色，密具腺点，先端尖，边缘有锯齿。花簇生叶腋成轮状，花冠多脱落，苞片及花萼宿存，黄褐色。无臭，味淡。

⊙【炮制及饮片】

除去杂质，略洗，润透，切段，干燥。

⊙【性味功能】

味苦、辛，性微温。有活血化瘀，行水消肿的功能。

毛叶地瓜儿苗花枝
Lycopus lucidus var. *hirtus*

⊙【主治用法】

用于月经不调，经闭，痛经，产后瘀血腹痛，水肿，痈肿疮毒，跌打损伤等。用量6～12g。

 混 伪 品

同科植物地笋*Lycopus lucidus*的干燥地上部分也作泽兰入药。与毛叶地瓜儿苗主要区别点：茎光滑，仅在节上有毛；叶无毛或脉上疏生白毛。

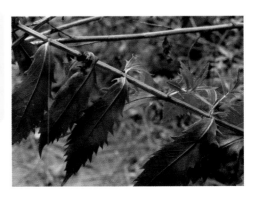

地笋 *Lycopus* lucidus

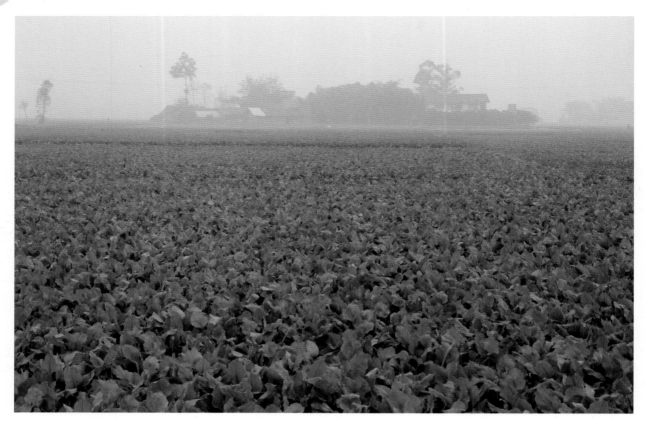

泽泻种植园 *Alisma orentalis*

泽泻

泽泻　Zexie

⊙【来源】

泽泻为泽泻科(Alismataceae)植物泽泻的干燥块茎。

⊙【原植物】

泽泻　*Alisma orentalis* (Sam.) Juzep. 别名：水泽。如意菜，水白菜。

多年生沼泽生草本植物，高50～100cm。块茎球形，直径达4.5cm，皮褐色，密生多数须根。叶基生；叶柄长10～40cm，基部膨大呈鞘状；叶卵状椭圆形，长5～18cm，宽2～10cm，先端短尖，基部心形或圆形，全缘，光滑无毛。花茎由叶丛中生出，花序常有5～7轮分枝，集成大型轮生状圆锥花序；总苞片和小苞片3～5，披针形或线形，先端长渐尖；外轮花被片3，萼片状，绿色，宽卵形，内轮花被片3，花瓣状，白色，倒卵形；雄蕊6；雌蕊心皮多数，分离，子房倒卵形，侧扁，花柱侧生，弯曲。瘦果多数，扁平，倒卵形，长1.5～2mm，褐色，花柱宿存。花期6～8月。果期7～9月。

⊙【生境分布】

生于浅沼泽地、水稻田及潮湿地。多有栽培。分布于全国大部分省区。

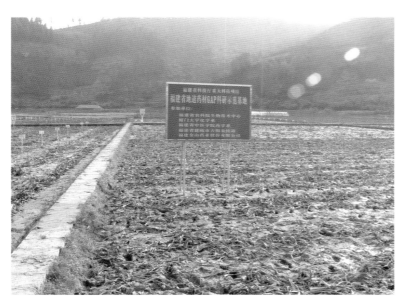

泽泻种植基地 *Alisma orentalis*

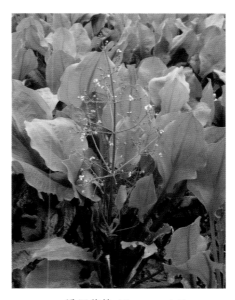

泽泻花株 *Alisma orentalis*

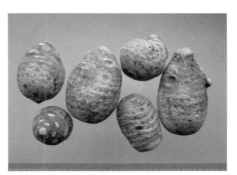

泽泻药材 *Alisma orentalis*

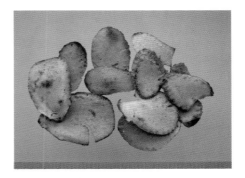

盐泽泻 *Alisma orentalis*

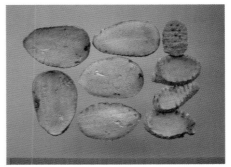

泽泻饮片 *Alisma orentalis*

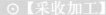

⊙【采收加工】

　　冬季采挖块茎，去除茎叶，洗净泥沙，用火焙5～6天，干后装入竹笼内，往来撞擦，除去须根及粗皮，晒干。

⊙【药材性状】

　　泽泻呈类圆形、长圆形或倒卵形，长4～7cm，直径3～5cm。黄白色，未去尽粗皮者显淡棕色，有不规则的横白环状凹陷，并散有多数突起的须根痕，于块茎底部尤密。质坚实，折断面黄白色，颗粒性，于放大镜下观察薄壁组织海绵样，有多数细孔，并可见纵横散生的棕色维管束。气微香，味微苦。

⊙【炮制及饮片】

　　泽泻　除去杂质，稍浸，润透，切厚片，干燥。
　　盐泽泻　取泽泻片，加盐水拌匀，闷透，置锅内，以文火加热，炒干，取出，放凉。每100kg净泽泻片，用食盐2kg。

⊙【性味功能】

　　味甘，性寒。有利尿，渗湿，清热的功能。

⊙【主治用法】

　　用于小便不利，水肿胀满，泄泻尿少，痰饮眩晕，热淋涩痛，呕吐，尿血，脚气，高血脂症等。用量6～9g。

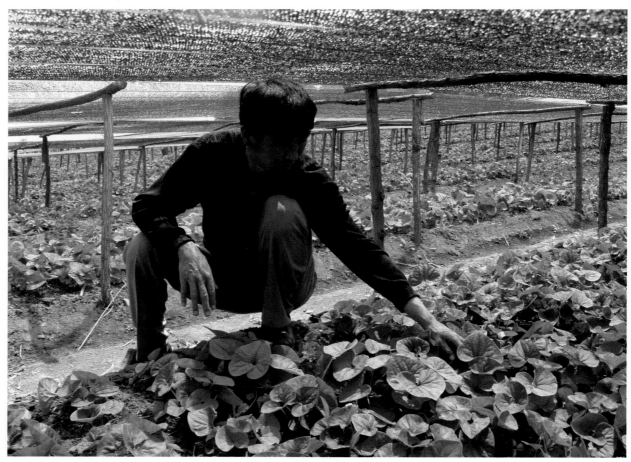

北细辛种植园 *Asarum heterotropoides*

细辛

细辛 Xixing

⊙ 【来源】

细辛为马兜铃科(Aristolochiaceae)植物北细辛、汉城细辛或华细辛的干燥根茎及根。前二种习称"辽细辛"。

⊙ 【原植物】

1. 北细辛 *Asarum heterotropoides* Fr. Schmidt var. *mandshuricum* (Maxim.) Kitag. 别名：辽细辛，细辛，烟袋锅花。

多年生草本植物，高10~30cm。根状茎横走，直径约3mm，顶端生长数棵植株，下生多数细长黄白色的根，手捻之有辛香。叶2~3片，生于基部卵状心形或近肾形，长4~9cm，宽6~12cm，先端圆钝或急尖，基部心形至深心形，两侧圆耳状，上下两面均多少有疏短毛，下面的毛较密。芽苞叶近圆形。花单一，由两叶间抽出，花紫棕色、稀紫绿色；花梗长3~5cm，花期在近花被管处呈直角弯

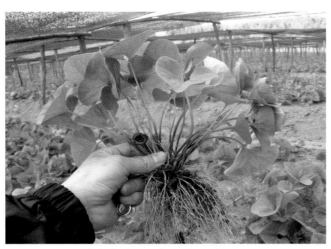

北细辛 Asarum heterotropoides

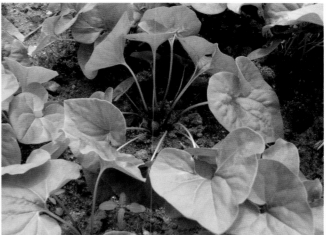

汉城细辛 Asarum sieboldii

曲，果期直立；花被管壶状杯形或半球形，直径约1cm，喉部稍缢缩，花被裂片三角状卵形，长约7mm，宽约9mm，由基部向外反折，贴靠于花被管上。雄蕊12，交错排列在子房中下部，药隔不伸出，花丝与花药近等长；子房半下位或几近上位，近球形，花柱6，顶端分叉为二，柱头着生于裂槽外侧。蒴果浆果状，半球形，长约10mm，直径约12mm，成熟后不开裂，常于腐烂后破裂。种子多数，呈椭圆状船形，有硬壳，灰褐色，长约3mm，宽约1.5mm，背面凸，腹面的边缘常向内卷呈槽状，种皮硬，被黑色肉质假种皮。花期5月，果期6月。

3. 华细辛 Asarum sieboldii Miq.别名：白细辛，盆草细辛，金盆草。

本种与北细辛相似，但本种根茎较长，节间距离均匀。叶顶端短渐尖或尖，叶上面疏被短毛，叶下面仅脉上有毛或被疏毛，叶柄无毛；花被片直立或平展，不反折。

2. 汉城细辛 Asarum sieboldii Miq. var. seoulense Nakai 别名：辽细辛。

本种与华细辛十分相似，区别在于：本变种叶柄疏被毛，叶下面通常密被短毛。

◉【生境分布】

北细辛生于潮湿环境，喜排水良好，腐植质较厚，湿润肥沃的土壤，分布于东北，辽宁栽培。

汉城细辛生于林下阴湿地及沟底灌丛间，分布于辽宁和吉林两省东南部，辽宁有少量栽培。

华细辛生于海拔1200～2100m的林下阴湿地，分布于河南、山东、安徽、浙江、江西、湖北、陕西、四川等省。

◉【采收加工】

细辛移栽后生长3～5年，直播田5～6年后于8月中旬至9月中旬采收。以9月中旬采收质量最佳。采收时，挖出植株全部根系，去掉泥土，置于阴凉通风处阴干即可，或至半干时捆成小把再晾至全干。

◉【药材性状】

北细辛 根茎横生呈不规则圆柱形，具短分枝，长1～10cm，直径0.2～0.4cm；灰棕色，粗糙，有环形节，节间长0.2～0.3cm，分枝顶端有碗状的茎痕。根细长，密生节上，长10～20cm，直径0.1cm；表面灰黄色，平滑或具纵皱纹，有须根及须根痕。气辛香，味辛辣、麻舌。栽培品的根茎多分枝，长5～15cm，直径0.2～0.6cm。根长15～40cm，直径0.1～0.2cm。叶甚多。

汉城细辛 根茎直径0.1～0.5cm，节间长0.1～1cm。

华细辛 根茎长5～20cm,直径0.1～0.2cm，节间长0.2～1cm。气味较弱。

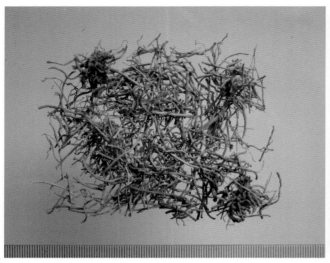

细辛饮片(北细辛 Asarum heterotropoides)

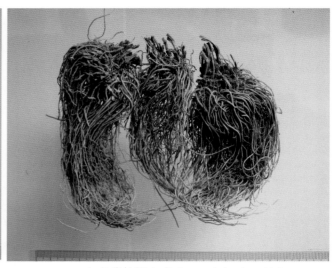

细辛药材(北细辛 Asarum heterotropoides)

⊙【炮制及饮片】

除去杂质，喷淋清水，稍润，切段，阴干。

⊙【性味功能】

味辛，性温。有祛风散寒，通窍止痛，温肺化饮的功能。

⊙【主治用法】

用于风寒感冒，头痛，牙痛，鼻塞鼻渊，风湿痹痛，痰饮喘咳等症。用量1～3g；外用适量。

细辛全草药材(华细辛 Asarum sieboldii)

华细辛 Asarum sieboldii

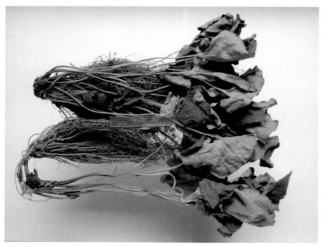

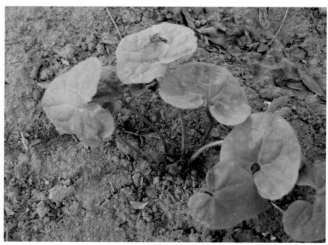

混 伪 品

一、旧版《中华人民共和国药典》记载：细辛为马兜铃科植物北细辛、汉城细辛或华细辛的干燥全草。

二、本科多种植物混充细辛入药，其区别点见如下检索表：

1. 花被片分离或基部合生成极短的花被筒，花丝较长，花柱合生成柱状，柱头6裂。

2. 花被片分离，直伸………尾花细辛Asarum caudigerum

2. 花被片基部合生成极短的花被筒。花被片尾尖长约3～4mm…………………………短尾细辛Asarum caudigerellum

1. 花被片合生成花被筒；雄蕊花丝极短，稀花线较长；花柱离生或基部合生。

3. 花丝与花药近等长或稍长，稀较短，子房近上位或半下位，花柱短，花被筒喉部无膜环，花被片基部无乳突或垫状斑块。

4. 花被片直伸或近平展，花丝与花药近等长或稍长。

5. 叶下面脉被毛，叶柄无毛…………………………………………………………华细辛Asarum sieboldii

5. 叶下面密被短毛，叶柄疏被毛……………汉城细辛Asarum sieboldii

4. 花被片反折，花丝较花药短；叶先端尖或钝，上面仅脉被毛，下面密被短毛，叶柄无毛………………北细辛Asarum heterotropoides var. mandshuricum

3. 花丝较花药短，子房下位或半下位，稀近上位，花柱较长，花被筒喉部具膜环，花被片基部有乳突或垫状斑块，稀无。

6. 花被筒浅杯状或半球状，喉部径约1.5cm，膜环不明显，花被片基部具半圆形乳突皱褶；叶卵状心形、长卵形或近戟形…………………………………青城细辛Asarum splendens

6. 花被筒钟状圆筒状，喉部径4～6cm，膜环明显，花被片基部具无乳突皱褶或垫状斑块；叶宽心形或肾状心形…………………………………………杜衡Asarum forbesii

尾花细辛 Asarum caudigerum ▶

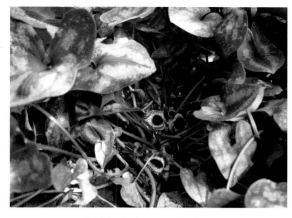

青城细辛 Asarum splendens

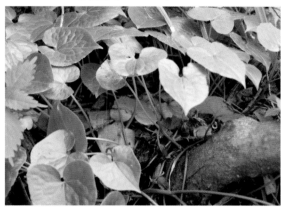

短尾细辛 Asarum caudigerellum

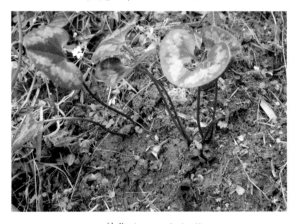

杜衡 Asarum forbesii

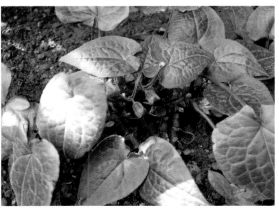

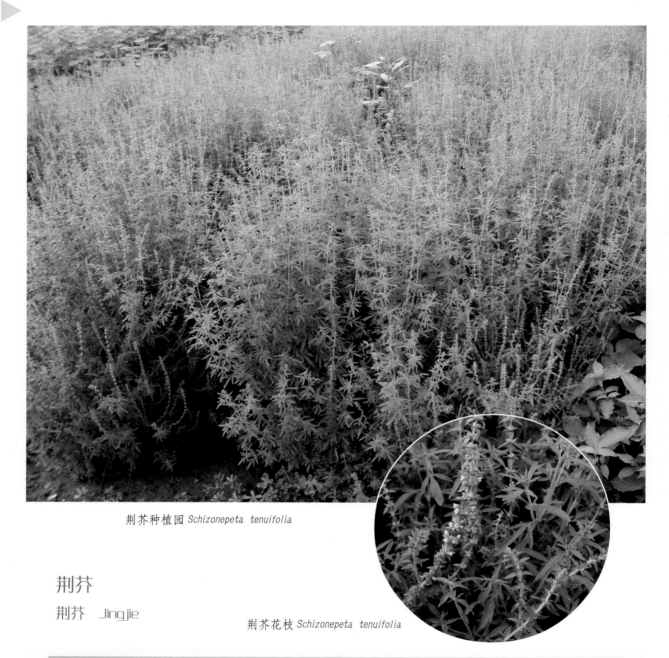

荆芥种植园 Schizonepeta tenuifolia

荆芥花枝 Schizonepeta tenuifolia

荆芥

荆芥　Jingjie

⊙【来源】

荆芥为唇形科(Labiatae)植物荆芥的干燥地上部分。

⊙【原植物】

荆芥 Schizonepeta tenuifolia（Benth.）Briq. 别名：香荆芥，四棱杆蒿。

一年生草本，高50~80cm，有强烈香气，全株有灰白色短柔毛。茎直立，四棱形，基部棕紫色，上部多分枝。叶对生，茎基部叶无柄或近无柄，羽状深裂，裂片5，中部及上部叶无柄，羽状深裂，裂片3~5，线形，长1.5~2cm，宽2~4mm，全缘，两面均有白色柔毛，背面具凹陷腺点。轮伞花序多轮密集枝顶成穗状花序，长3~8cm，基部花序较疏散，苞片线形，无柄，长0.5~1.7cm，宽1~3mm；花小，浅红紫色，花萼漏斗状，倒圆锥形，有白色柔毛及黄绿色腺点，先端5齿裂，裂片卵状三角形；花冠二唇形，上唇较小，下唇较大，3裂。雄蕊4，2强；子房4纵裂，花柱基生，柱头2裂。小坚果，卵形或椭圆形，长约1mm，光滑，棕色。花期6~7月。果期8~9月。

⊙ 【生境分布】

生于山麓或村庄附近，多为栽培。分布于东北、华北、华东、中南及陕西、甘肃、青海、广西、贵州、四川、云南等省、自治区。

⊙ 【采收加工】

秋季花开到顶，花穗绿色时采割，除去杂质，晒半干捆成小把，再晒全干。

⊙ 【药材性状】

荆芥茎呈方柱形，上部有分枝，长50~80cm，直径0.2~0.4cm；淡黄绿色或淡紫红色，被短柔毛；体轻，质脆，断面类白色。叶对生，多已脱落，叶片3~5状分裂，裂片细长。穗状轮伞花序顶生，长2~9cm，直径约0.7cm。花冠多脱落，宿萼钟状，先端5齿裂，淡棕色或黄绿色，被短柔毛；小坚果棕黑色。气芳香，味微涩而辛凉。

⊙ 【炮制及饮片】

荆芥 除去杂质，喷淋清水，洗净，润透，切段，晒干。

荆芥穗 摘取花穗。

荆芥炭 取荆芥段，置热锅内，用武火炒至表面黑褐色时，取出，晾凉。

芥穗炭 取净荆芥穗，置热锅内，用武火炒至表面黑褐色时，取出，晾凉。

⊙ 【性味功能】

味辛，性微温。生用有解表散风，透疹的功能。炒炭有止血的功能。

⊙ 【主治用法】

用于感冒，发热，头痛，咽喉肿痛，麻疹不透，荨麻疹初期，疮疡初起，瘰疬等。炒炭用于吐血，衄血，便血，崩漏，产后血晕等。用量4.5~9g。

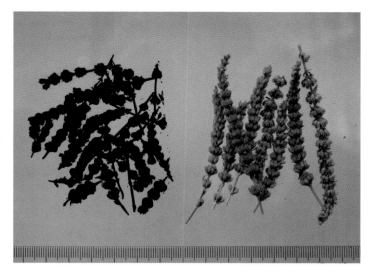

荆芥穗与芥穗炭 Schizonepeta tenuifolia

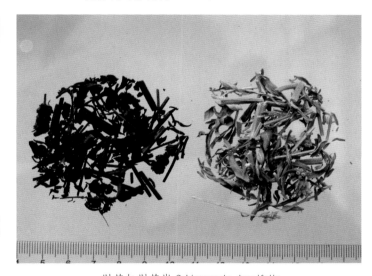

荆芥与荆芥炭 Schizonepeta tenuifolia

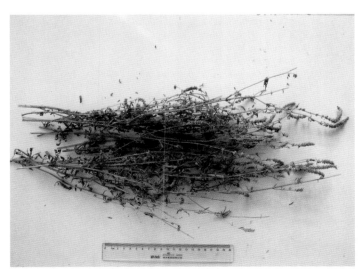

荆芥药材 Schizonepeta tenuifolia

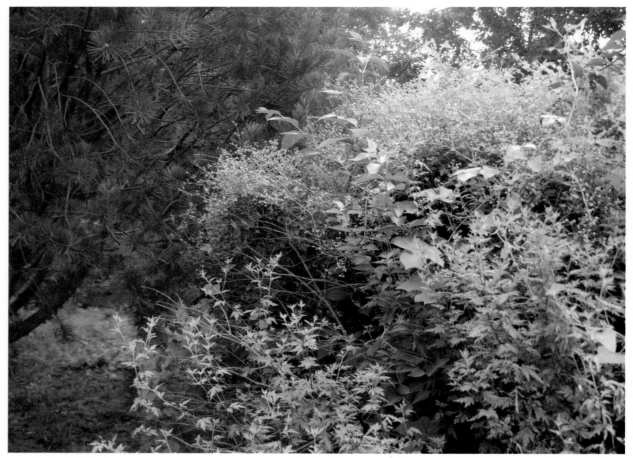

茜草生境 *Rubia cordifolia*

茜草

茜草 Qiancao

⊙【来源】

茜草为茜草科(Rubiaceae)植物茜草的干燥根及根茎。

⊙【原植物】

茜草 *Rubia cordifolia* L. 别名：小活血，涩拉秧。

多年生攀援草本，长1～3m。根丛生，数条或数十条，圆柱形，外皮紫红色或橙红色。茎四棱形，棱上生多数倒生小刺。叶4片轮生，有长柄，叶片卵状心形或三角状卵形、宽卵形至窄卵形，变化较大，长2～6cm，宽1～4cm，先端急尖，基部心形，下面沿中脉及叶柄生倒钩刺，全缘，基出脉5。聚伞花序圆锥状，腋生或顶生；花小，淡黄白色；花冠辐状，5裂，裂片卵状三角形，基部联合；雄蕊5，生于花冠管上，花丝较短，子房下位，2室，花柱上部2裂。浆果球形，肉质，熟时红色转黑色。花期6～9月。果期8～10月。

⊙【生境分布】

生于山坡、路旁、沟边、田边、灌丛中及林缘。分布于全国各省区。

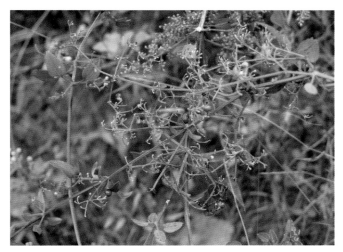
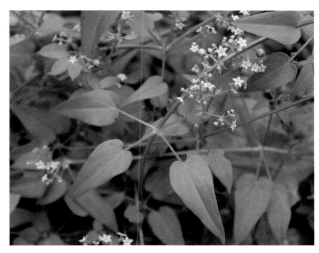

茜草果枝 *Rubia cordifolia*   茜草花枝 *Rubia cordifolia*

⊙【采收加工】

秋季采挖，除去茎苗、须根，洗净泥土，晒干或烘干。

⊙【药材性状】

茜草根茎呈结节状，丛生粗细不等的根。根呈圆柱形，略弯曲，长10～25cm，直径0.2～1cm；表面红棕色或暗棕色，具细纵皱纹及少数细根痕；皮部脱落处呈黄红色。质脆，易折断，断面平坦皮部狭，紫红色，木部宽广，浅黄红色，导管孔多数。无臭，味微苦，久嚼刺舌。

⊙【炮制及饮片】

茜草 除去杂质，洗净，润透，切厚片或段，干燥。
茜草炭 取茜草片或段，置热锅内，用武火炒至表面焦黑色时，取出，晾干。

⊙【性味功能】

味苦，性寒。有凉血，止血，活血祛瘀，通经活络，止咳化痰功能。

⊙【主治用法】

用于吐血，衄血，尿血，便血，崩漏，经闭腹痛，月经不调，风湿关节痛，跌打损伤，瘀滞肿痛，黄疸，慢性气管炎，神经性皮炎。用量6～9g。外用适量，研粉调敷或煎水洗患处。

茜草药材 *Rubia cordifolia*   茜草炭饮片 *Rubia cordifolia*   茜草炭 *Rubia cordifolia*

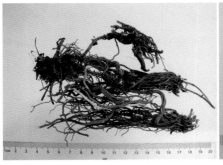
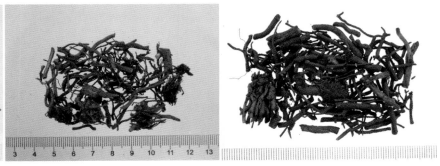
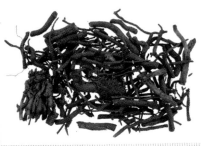

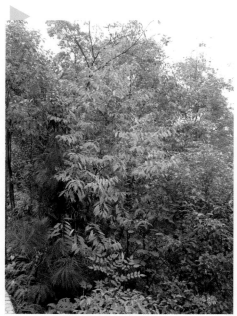

山鸡椒生境 Litsea cubeba

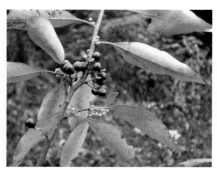

山鸡椒果枝 Litsea cubeba

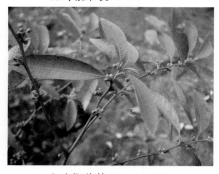

山鸡椒花枝 Litsea cubeba

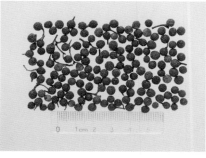

澄茄子 Litsea cubeba

澄茄子

澄茄子 Chengqiezi

⊙ 【来源】

澄茄子为樟科(Lauraceae)植物山鸡椒的果实。

⊙ 【原植物】

山鸡椒 Litsea cubeba (Lour.) Pers. 别名：荜澄茄，山苍树，山姜，木姜。

落叶灌木或小乔木，高3～10m。树皮幼时黄绿色，老则灰褐色；小枝细长，绿色，无毛，有香气。叶互生；薄纸质，叶柄长4～12mm，叶披针形或长椭圆形，长4～11cm，宽1.5～2.5cm，先端尖，基部楔形，全缘，上面深绿色，下面带绿苍白色，无毛。雌雄异株，花成腋生的伞形束状聚伞花序，先叶而出，总花梗纤细，有花4～6朵；花小，花被片6，椭圆形，长约2mm，雄花具能育雄蕊9，内向，3轮，每轮3枚，第3轮雄蕊基部有2腺体，花药4室，瓣裂，中央有退化雌蕊；雌花具有退化雄蕊6～12，呈舌状，柱头呈头状而扁宽，花柱短，子房卵圆形。浆果核果近球形，直径4～5mm，熟时黑色，果梗长3～5mm，总梗长7～10mm。花期4～5月，果期7～11月。

⊙ 【生境分布】

生于向阳山坡、丘陵、林缘、灌丛及疏林中。分布于江苏、浙江、江西、福建、湖北、湖南、广东、广西、云南、贵州、四川等省。

⊙ 【采收加工】

秋季果实成熟时采收，除去杂质，晒干。

⊙ 【药材性状】

澄茄子类球形，直径4～6mm。棕褐色至黑褐色，有网状皱纹。基部偶有宿萼及细果梗。除去外皮可见硬脆的果核，种子1，子叶2，黄棕色，富油性。气芳香，味稍辣而微苦。

⊙ 【性味功能】

味辛，性温。有温中下气，散寒止痛的功能。

⊙ 【主治用法】

用于胃寒呕吐呃逆，气滞胸腹胀痛，寒疝腹痛，寒证小便不利，小便浑浊等。用量1.5～3g。

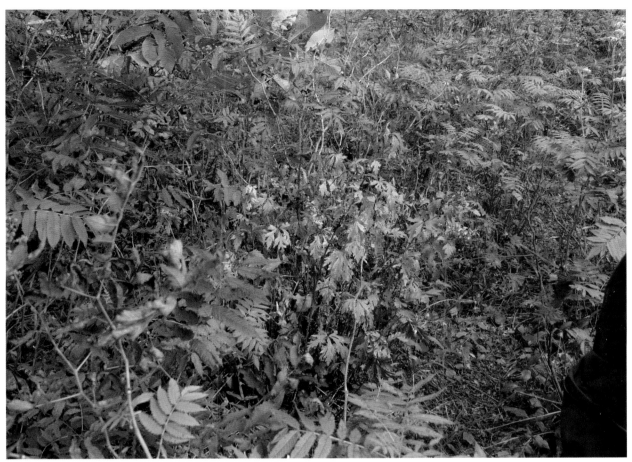

北乌头生境 *Aconitum kusnezoffii*

草乌；制草乌

草乌 Caowu；制草乌 Zhicaowu

◉【来源】

草乌为毛茛科(Ranunculaceae)植物北乌头的干燥块根；制草乌为草乌的炮制加工品。

◉【原植物】

北乌头 *Aconitum kusnezoffii* Reichb. 别名：草乌、五毒根。

多年生草本，高70~150cm。块根倒圆锥形，长2.5~5cm，直径1~1.5cm，黑褐色。茎直立，粗壮。叶互生，有柄，坚纸质，卵圆形，长6~14cm，宽8~19cm，3全裂，几达基部，裂片菱形，再裂深浅不等的羽状缺刻状分裂，最终裂片三角状披针形或线状披针形，先端尖，上面疏生短毛。花序总状，或有时成狭圆锥花序，花序轴无毛或花梗上生短毛；花萼5，蓝紫色，上萼片盔形，长1.5~2cm；侧萼片倒卵状圆形，长1.4~1.7cm，下萼片长圆形，长1~1.5cm；密叶2，有长爪，距拳卷；雄蕊多数；心皮5，无毛。蓇葖果长1.3~1.6cm。种子有膜质翅。花期7~8月。果期8~9月。

◉【生境分布】

生于山地、丘陵草地、林下。分布于河北、山东、山西、安徽、湖北、湖南、陕西、四川、贵州、云南等。

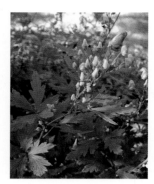
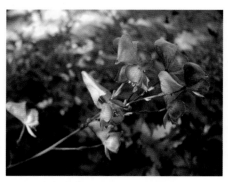
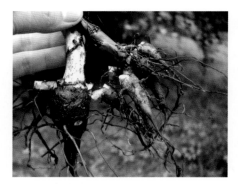

北乌头花枝 *Aconitum kusnezoffii*　　北乌头花 *Aconitum kusnezoffii*　　北乌头块根 *Aconitum kusnezoffii*

⊙【采收加工】

草乌：秋季茎叶枯萎时采挖，除去须根泥沙，干燥。

制草乌：将生草乌按大、小或主侧根分开，用凉水或生石灰水浸泡润透，无干心为止。取出，用水煮沸4～6小时后，拣大个切开，见无白心，口尝无麻或稍麻舌感取出。切片，晒干或烘干。有些地区加甘草、鲜姜等辅料与草乌同蒸，有些地区用豆腐、甘草、金银花、鲜姜或皂角等辅料与草乌同蒸。

⊙【药材性状】

草乌　呈不规则长圆锥形，略弯曲，长2～7cm，直径0.6～1.8cm。顶端常有残茎和少数不定根残基；表面灰褐色或黑棕褐色，皱缩，有纵皱纹、点状须根痕和数个瘤状侧根。质硬，断面灰白色或暗灰色，有裂隙，形成层环纹多角形或类圆形，髓部较大或中空。无臭，味辛辣、麻舌。

制草乌　为不规则圆形或近三角形的片。表面黑褐色，有灰白色多角形形成层环及点状维管束，并有空隙，周边皱缩或弯曲。质脆。无臭，味微辛辣，稍有麻舌感。

⊙【炮制及饮片】

生草乌　除去杂质，洗净，干燥。

制草乌　取净草乌，大小个分开，用水浸泡至内无干心，取出，加水煮至取大个切开内无白心，口尝微有麻舌感时，取出，晾至六成干后切薄片，干燥。

⊙【性味功能】

味辛，性热。有大毒。有祛风，除湿，散寒，止痛，去痰，消肿，麻醉的功能。

⊙【主治用法】

用于风寒湿痹，肢体关节冷痛或麻木瘫痪，心腹冷痛，大骨节病，手足拘挛，坐骨神经痛，跌打肿痛，破伤风，头风，痰癖等症；外用于痈疽疔癣。用量炮制品1.5～4.5cm。宜先煎、久煎。外用适量，研末涂敷患处或煎水洗。生品内服宜慎，需炮制后用。孕妇忌服。反半夏、栝楼、白蔹、白芨、贝母；畏犀牛角。

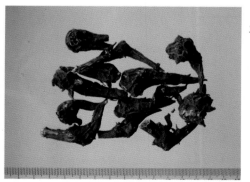

草乌药材 *Aconitum kusnezoffii*

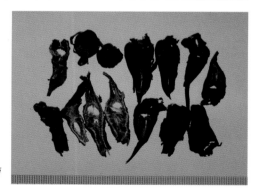

制草乌 *Aconitum kusnezoffii*

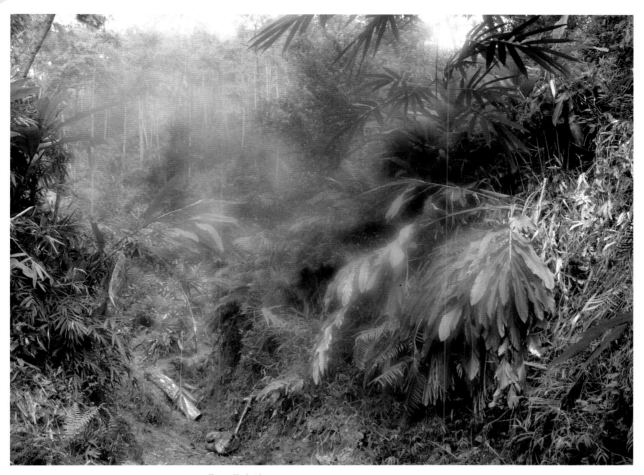

草豆蔻生境 *Alpinia katsumadai*

草豆蔻

草豆蔻 Caodoukou

⊙【来源】

草豆蔻为姜科(Zingiberaceae)植物草豆蔻的干燥近成熟种子。

⊙【原植物】

草豆蔻 *Alpinia katsumadai* Hayata 别名：草蔻，草蔻仁，扣仁。

多年生丛生草本，高1~2m。根茎粗壮，红棕色。茎绿色，粗壮。叶二列，有短柄，长约2cm，叶鞘抱茎，叶舌革质，卵形，有粗柔毛；叶片狭椭圆形或披针形，长45~60cm，宽4~10cm，先端渐尖，基部楔形，全缘，有缘毛，两面有疏毛或无毛。总状花序顶生，总梗长达30cm，花序轴密被黄白色粗柔毛；花疏生，花梗被柔毛；苞片白色，宽椭圆形，先端钝圆，有短尖头，基部连合，被粗毛；萼钟形，白色，长1.5~2cm，顶端3钝齿，外生疏长柔毛，宿存；花冠白色，裂片3，长圆形，上部裂片较大，长约3.5cm，宽约1.5cm；唇瓣三角状卵形，白色，长约4cm，宽约3.5cm，先端2浅裂，边缘有缺刻，前部有红色或红黑色条纹，后部有淡紫色斑点；雄蕊1，花丝扁平；子房下位，被绢毛，有附属体，柱头锥

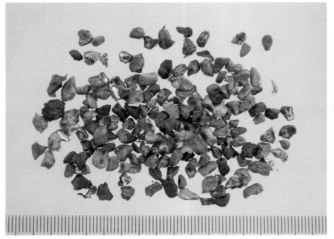

草豆蔻仁 Alpinia katsumadai

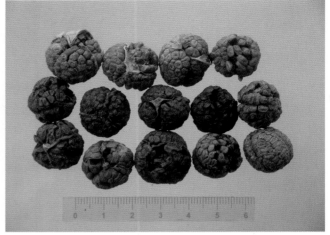

草豆蔻 Alpinia katsumadai

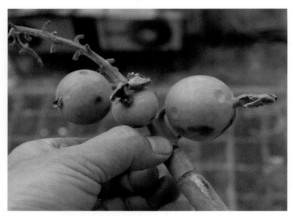

草豆蔻果序 Alpinia katsumadai

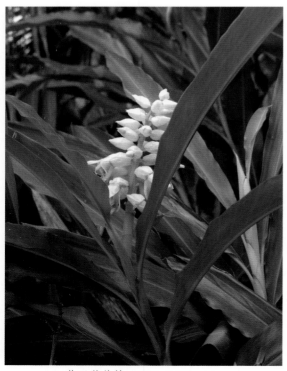

草豆蔻花枝 Alpinia katsumadai

状，有缘毛。蒴果圆球形，直径3.5cm，不开裂，有粗毛，熟时黄色。花期4～6月。果期6～8月。

⊙【生境分布】

生于沟谷、河边、林缘阴湿处或草丛中。分布于广东、海南、广西等省、自治区。

⊙【采收加工】

夏、秋二季采收，晒至九成干，或用水略烫，晒至半干，除去果皮，取出种子团，晒干。

⊙【药材性状】

草豆蔻长圆形或圆球形，直径1.5～3cm。灰棕色或灰褐色，中间有黄白色隔膜，将种子团分成3瓣，每瓣有种子多枚，粘连在一起，不易散落。种子为卵圆状多面体，长3～5mm，直径约3mm，外被淡棕色腊质假种皮，种脊有1条纵沟，一端有种脐。质坚，种仁灰白色。气香，味辛、微苦。

⊙【炮制及饮片】

除去杂质。用时捣碎。

⊙【性味功能】

味辛，性温。有燥湿健脾，温胃止呕的功能。

⊙【主治用法】

用于胃寒腹痛，脘腹胀满，冷痛，嗳气，呕吐，呃逆，食欲不振等症。用量3～6g。

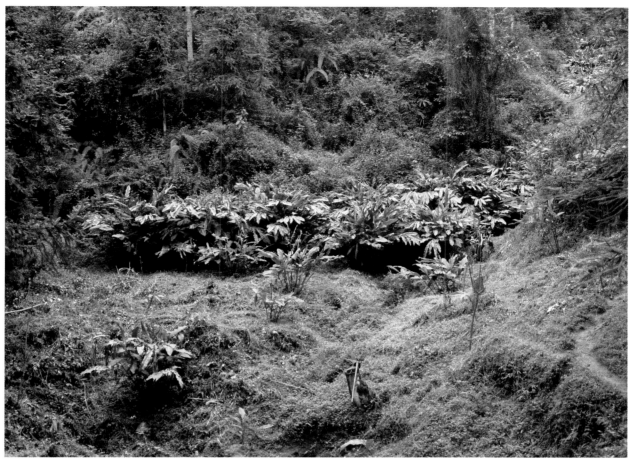

草果种植园 Amomum tsao-ko

草果

草果 Caoguo

⊙【基源】

草果为姜科（Zingiberaceae）植物草果的成熟干燥果实。

⊙【原植物】

草果 *Amomum tsao-ko* Crevost et Lemarie

多年生丛生草本，全株有辛辣气味。根茎短粗，横走，绿白色。茎粗壮，直立或稍倾斜。叶二列；叶鞘开放，抱茎，淡绿色，被疏柔毛，边缘膜质；叶舌先端圆形，膜质，锈褐色，被疏柔毛；叶片长椭圆形或披针状长圆形，40～70cm，宽5～18cm，先端渐尖，基部楔形，全缘，边缘干膜质。花序从茎基部抽出，卵形或长圆形；苞片长圆形至卵形，先端钝圆，浅橙色；花冠白色；唇瓣中肋两侧具紫红色条纹。蒴果长圆形或卵状椭圆形，顶端具宿存的花柱残基，果皮熟时红色，干后紫褐色，有不规则的纵皱纹（维管束）；基部有宿存的苞片。花期4～5月，果期6～9月。

⊙【生境分布】

生于山坡疏林下。有栽培。分布于广西、云南和贵州等省区。

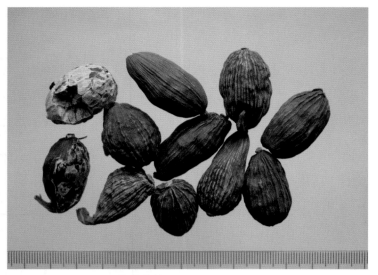

草果药材 *Amomum tsao—ko*

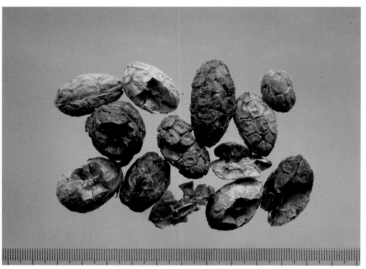

草果仁 *Amomum tsao—ko*

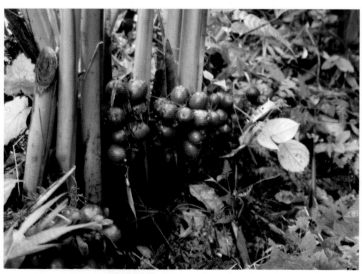

草果果序 *Amomum tsao—ko*

⊙【采收加工】

8～9月果熟时摘取果实，晒干。过晚则果实开裂。

⊙【药材性状】

草果呈长椭圆形，具三钝棱，长2～4cm，直径1～2.5cm。灰棕色至红棕色，具纵沟及棱线，顶端有圆形突起的柱基，基部有果梗或果梗痕。果皮质坚韧，易纵向撕裂。剥去外皮，中间有黄棕色隔膜，将种子团分成3瓣，每瓣有种子多为8～11粒。种子呈圆锥状多面体，直径约5mm；表面红棕色，外被灰白色膜质的假种皮，种脊为一条纵沟，尖端有凹状的种脐；质硬，胚乳灰白色。有特异香气，味辛、微苦。

⊙【炮制及饮片】

草果仁 取草果，清炒至焦黄色并微鼓起，去壳，取仁。用时捣碎。

姜草果仁 取净草果仁，加适量姜汁，炒干。用时捣碎。

⊙【性味功能】

味辛、性温。有燥湿温中，除痰截疟的功能。

⊙【主治用法】

用于寒湿内阻，脘腹胀痛，痞满呕吐，疟疾寒热。用量：3～6g。

茵陈

茵陈　Yinchen

⊙【来源】

茵陈为菊科植物(Compositae)茵陈蒿和滨蒿的干燥地上部分。

⊙【原植物】

1. 茵陈蒿 *Artemisia capillaris* Thunb. 别名：白蒿，绒蒿。

多年生草本，或基部木质而成半灌木状。植株高40~100cm。茎直立，具纵沟棱，有多数直立而开展的分枝。叶2回羽状分裂，下部叶裂片较宽短，常被短绢毛；中部以上的叶长达2~3cm，裂片细，毛发状，宽仅0.3~1mm，近无毛，先端微尖；上部叶羽状分裂，3裂或不裂，不育枝叶向上部渐长大，1~2回羽状全裂，裂片丝状线形，先端具1~2齿状裂片，密被绢毛。头状花序，卵形，长1.5~2mm，直径约1.5mm，下垂，极多数在茎顶排列成扩展的圆锥状；花梗短，苞片丝状线形；总苞无毛，总苞片3~4层，边缘膜质，背面稍绿色。边缘小花雌性，4~6朵；中央小花两性，2~5朵；花托凸起，无托毛。瘦果，长圆形，长约0.8mm，无毛。花期8~9月，果期9~10月。

2. 滨蒿 *Artemisia scoparia* Waldst. et Kit. 别名：猪毛蒿。

一或二年生草本，高约30~60cm。主根单一，狭纺锤形，半木质化。基生叶有长柄，较窄，叶片宽卵形，长2.5~7cm，裂片稍卵状，疏高；茎生叶线形，老时无毛，叶脉丝状。头状花序直径约1~1.5mm，无梗或有短梗，偏侧着生成短穗，总苞片有宽膜质边缘。外层雌花5~15朵，以10~12个为常见，中部两性花3~9朵。

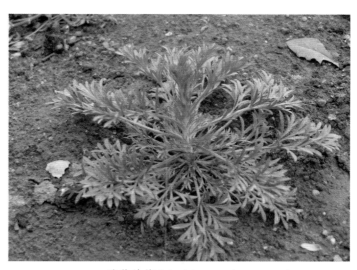

滨蒿幼苗 *Artemisia scoparia*

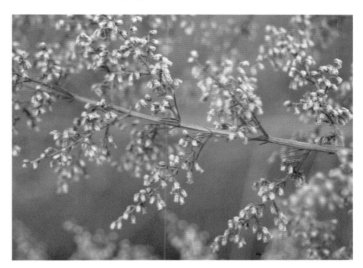

滨蒿 *Artemisia scoparia*

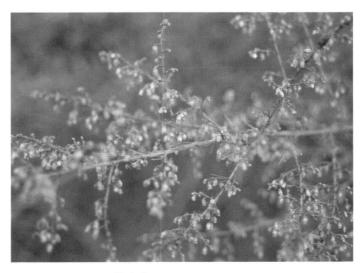

茵陈蒿 *Artemisia capillaris*

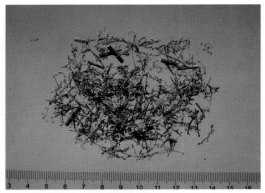

茵陈蒿饮片(茵陈蒿 Artemisia capillaris)

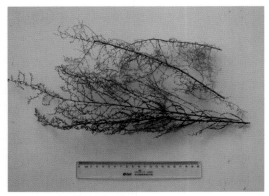

茵陈蒿药材(茵陈蒿 Artemisia capillaris)

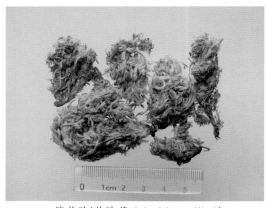

绵茵陈(茵陈蒿 Artemisia capillaris)

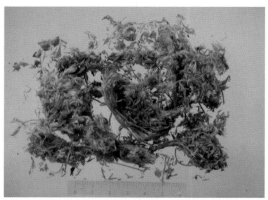

绵茵陈(滨蒿 Artemisia scoparia)

花期8~9月。

⊙【生境分布】

　　茵陈蒿生于山坡、荒地、路边草地上，分布于全国各地。

　　滨蒿喜生于沙地、河岸及盐碱地，分布于东北、华北、西北及台湾、湖北、广西、云南等地。

⊙【采收加工】

　　春季幼苗高6~10cm时采收或秋季花蕾长成时采割，除去杂质及老茎，晒干。春季采收的习称"绵茵陈"，秋季采割的称"茵陈蒿"。

⊙【药材性状】

　　茵陈蒿茎呈圆柱形，多分枝，长30~100cm，直径2~8mm；表面淡紫色或紫色，有纵条纹，被短柔毛；体轻，质脆，断面类白色。叶密集，或多脱落。下部叶二至三回羽状深裂，裂片条形或细条形，两面密被白色柔毛；头状花序卵形，多数集成圆锥状，长1.2~1.5mm，直径1~1.2mm，有短梗；总苞片3~4层，卵形，苞片3裂；外层雌花4~6个，内层两性花2~5个；瘦果长圆形，黄棕色。气芳香，味微苦。

⊙【炮制及饮片】

　　绵茵陈筛去灰屑。

⊙【性味功能】

　　味苦、辛，性微寒。有清热利湿，利胆，退黄疸的功能。

⊙【主治用法】

　　用于黄疸尿少，湿疮瘙痒，传染性黄疸型肝炎，胆囊炎。用量6~15g，水煎服。

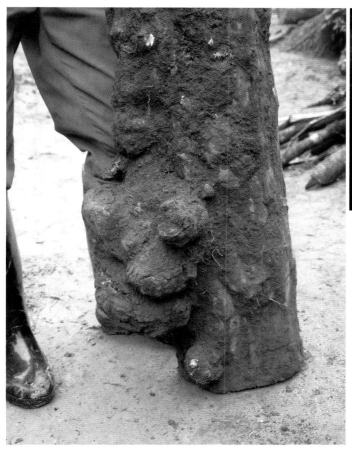

茯苓寄生于段木上 *Poria cocos*

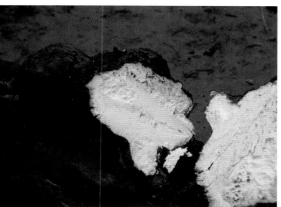

茯苓鲜切面 *Poria cocos*

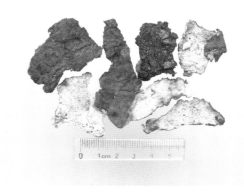

茯苓皮 *Poria cocos*

茯苓

茯苓 Fuling

⊙【来源】

茯苓为多孔菌科(Polyporaceae)真菌茯苓的菌核。

⊙【原植物】

茯苓 *Poria cocos* (Schw.) Wolf.

菌核有特殊臭味,深入地下20～30cm,球形至不规则形,大小不一,小者如拳,大者直径20～30cm或更长。新鲜时较软,干燥后坚硬。外面为淡灰棕色至深褐色,具瘤状皱缩的皮壳；内部由多数菌丝体组成,粉粒状,外层淡粉红色,内部白色。子实体平卧于菌核表面,厚3～8mm,白色,老熟或干燥后,变浅褐色,管孔多角形至不规则形,深2～3mm,直径0.5～2mm,孔壁薄,孔缘渐变为齿状。于显微镜下观察,担子棒状,担孢子椭圆形至圆柱形,稍屈曲,一端斜尖,壁表面平滑,无色。

⊙【生境分布】

生于向阳、温暖的山坡,疏松、排水良好的砂质土壤。多寄生于赤松、马尾松、黑松、云南松等松

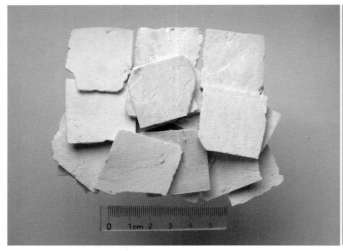

茯苓块 *Poria cocos*

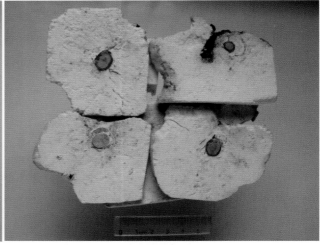

茯神 *Poria cocos*

属植物较老的根部。分布于辽宁、河北、河南、山西、山东、江苏、安徽、浙江、江西、福建、广东、广西、湖南、湖北、陕西、四川、贵州、云南等省自治区。

⊙【采收加工】

野生茯苓多在7月至次年3月采挖。人工培植者，于接种后第二年7~9月起窖。采收时应选晴天，以利加工，挖出茯苓团后，洗净，擦干，堆置于密闭不透风处，"发汗"5~8天，再"发汗"，反复数次，至变褐色，亦有皱纹，水分散失，阴干，称"茯苓个"，将外皮剥掉，称"茯苓皮"。鲜茯苓切成块，阴干，制成"茯苓块"，将棕红色或淡红色部分切成片状或小方块，称"赤茯苓"。切成平片，晒干，称茯苓片。抱木而生（切片中央有木心），称"茯神"。

⊙【药材性状】

茯苓个：近圆形、椭圆形或不规则团块，大小圆扁不等，长10~30cm，皮薄粗糙棕褐色或棕黑色，有皱纹。质坚实而重，难破碎，重常在1~1.5kg，小者0.5kg，大者如子，重者达10kg多。断面稍颗粒状，外层淡棕色，内白色，有的中间抱有松根（习称茯神）。味淡，粘牙。

茯苓片：方形、长方形块片，大小不一，厚约1.5mm。切片平坦而薄，白色或灰白色，易折断破碎。气味同上。

茯苓块：去外皮后切的块片，大小不一，厚0.4~0.6mm，长宽均在3cm以上，白色、灰白色。

茯苓皮：茯苓的外皮，形状、大小不一，棕褐色或黑色之间，质松软。

⊙【炮制及饮片】

取茯苓个，浸泡，洗净，润后稍蒸，及时切取皮和块或切厚片，晒干。

⊙【性味功能】

味甘、淡，性平。有利水渗湿，健脾宁心的功能。

⊙【主治用法】

用于水肿，尿少，痰饮眩悸，脾虚食少，便溏泄泻，心宁不安，惊悸失眠。

用量9~15g。水煎服或入丸散。

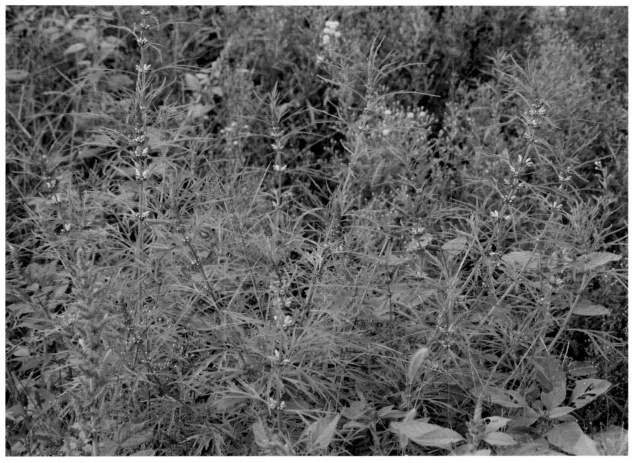

益母草 *Leonurus japonicus*

茺蔚子

茺蔚子 Chongweizi

⊙【来源】

茺蔚子为唇形科（Labiatae）植物益母草的干燥成熟果实。

⊙【原植物】

益母草 *Leonurus japonicus* Houtt. 别名：茺蔚，益母蒿。

一年生或二年生草本，高达120cm。茎直立，四棱形，有节，有倒生糙伏毛，多分枝。叶对生，叶柄长2～3cm，上部叶柄短；叶形不一，茎下部叶轮廓卵形，基部宽楔形，掌状3裂，裂片长圆状菱形或卵圆形，两面密生细毛；茎中部叶轮廓为菱形，分裂成3个或多个长圆状线形裂片；上部叶羽状深裂，花序上部苞叶近无柄，线形或线状披针形，全缘或有疏齿。轮伞花序腋生，有8～15花，无花梗；苞片刺状，短于萼筒；花萼钟形，外贴生疏毛，内面上部有柔毛，萼齿5，二唇形；花冠粉红色或淡紫红色，花冠筒外有柔毛；雄蕊4，2强，花丝被鳞状毛；子房4裂。小坚果长圆状三棱形，淡褐色，光滑。花期6～9个月。果期9～10个月。

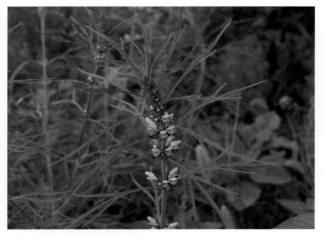

益母草花枝 *Leonurus japonicus*

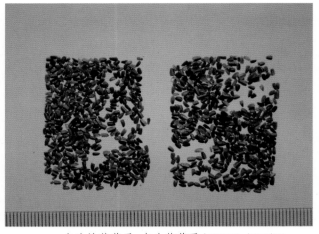

左为炒茺蔚子，右为茺蔚子 *Leonurus japonicus*

⊙【生境分布】

生于山坡草地、田边、溪边等处。分布于全国各地。

⊙【采收加工】

秋季果实成熟时采割地上部分，晒干，打下果实，除去杂质。

⊙【药材性状】

茺蔚子呈三棱形，长2～3mm，宽约1.5mm。灰棕色至灰褐色，有深色斑点，一端稍宽，平截状，另一端渐窄而钝尖。果皮薄，子叶类白色，富油性。无臭，味苦。

⊙【炮制及饮片】

茺蔚子 除去杂质，洗净，干燥。

炒茺蔚子 取净茺蔚子，置热锅中，用文火炒至有爆声时，取出，放凉。

⊙【性味功能】

味辛、苦，性微寒。有活血调经，清肝明目的功能。

⊙【主治用法】

用于月经不调，经闭，痛经，目赤翳障，头晕胀痛。用量4.5～9g。

混伪品

同科植物细叶益母草 *Leonurus sibiricus* 的干燥成熟果实易与之混淆。

细叶益母草与益母草相近，主要区别：叶分裂为小裂片线形，宽1～3mm；花序上苞片3深裂，裂片线形；花冠较大，长约1.8cm，外有长柔毛，下唇短于上唇。花萼外面中部密生柔毛。

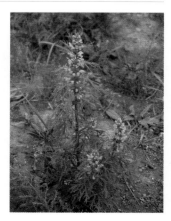

细叶益母草 *Leonurus sibiricus*

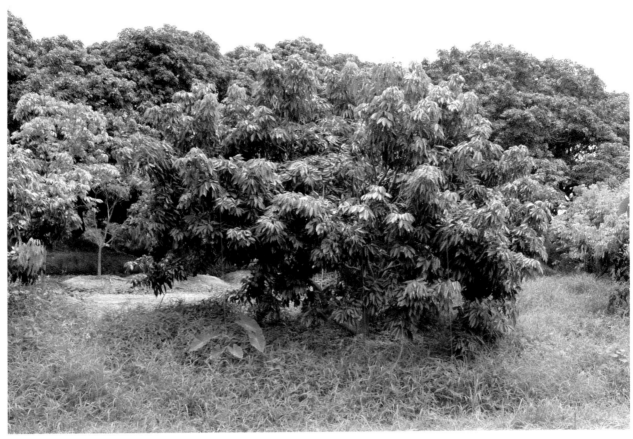

荔枝种植园 Litchi chinensis

荔枝核

荔枝核 Lizhihe

⊙【来源】

荔枝核为无患子科(Sapindaceae)植物荔枝的种子。

⊙【原植物】

荔枝 Litchi chinensis Sonn.

常绿乔木，高6~20m。树皮灰绿色，光滑，有褐色斑点，小枝有白色小斑点，微被柔毛。双数羽状复叶互生；小叶2~5对；小叶柄长4~8mm；小叶革质，长椭圆形至长圆状披针形，长6~16cm，宽3~6cm，先端渐尖，基部楔形，稍偏斜，全缘，上面亮绿色，有光泽，下面稍带白粉。圆锥花序顶生，花小，绿白色或淡黄色，杂性；花梗长2~4mm；花被杯状，4裂，密被锈色柔毛；雄蕊6~10，通常多为8，长4~6mm，着生于花盘上，花丝被柔毛，花盘环状，肉质；雌蕊着生于花盘中央，密被柔毛，子房2~3室，每室有1胚珠，通常只有1胚珠发育，花柱线形，先端2短裂。核果卵圆形，长3~4.5cm，果皮干硬而薄，表面有瘤状突起，熟时鲜红色或暗红色。种子外被白色假种皮，肉质。种子长圆形，有光

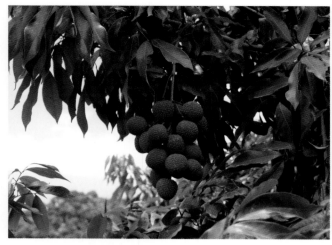

荔枝果枝 *Litchi chinensis*

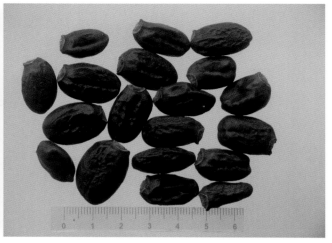

荔枝核 *Litchi chinensis*

泽。花期2~3月。果期6~7月。

⊙【生境分布】

产亚热带地区，为栽培果树。分布于福建、台湾、浙江、广东、海南、广西、四川、云南等省区。

⊙【采收加工】

6~7月果皮变红时采摘，除去果皮及果肉，洗净晒干。

⊙【药材性状】

荔枝核长圆形或卵圆形，稍扁，长1.5~2.2cm，宽0.5~1.5cm，棕红色或紫棕色，有光泽，稍有凹陷的波纹；种脐类圆形或椭圆形，质坚硬，用水浸润剖开后，可见肥厚子叶2，橙黄色或棕黄色，与种皮紧密结合。气微，味微甘，苦，涩。

⊙【炮制及饮片】

荔枝核 除去杂质，洗净，干燥。用时捣碎。

盐荔枝核 取净荔枝核，捣碎后加盐水拌匀，闷透，置锅内，以文火加热，炒干，取出，放凉。每100kg净荔枝核，用食盐2kg。

⊙【性味功能】

味甘，微苦，涩，性温。有理气，祛寒，散结，止痛的功能。

⊙【主治用法】

用于胃脘痛，疝气痛，妇女气滞血瘀，腹痛。用量4.9~9g。体虚者忌服。

南五味子

南五味子 Nanwuweizi

⊙【来源】

南五味子为木兰科(Magnoliaceae)植物华中五味子的成熟果实。

⊙【原植物】

华中五味子 Schisandra sphenanthera Rehd. et Wils. 别名：南五味子，香苏，红铃子。

落叶藤本，老枝灰褐色，皮孔明显，小枝紫红色。叶互生，纸质，叶柄长1~3cm，带红色；叶倒卵形、宽卵形或倒卵状长椭圆形，最宽处在叶的中部以上，先端短尖或渐尖，基部楔形或圆形，波缘有疏生波状锯齿，上面绿色，下面淡绿色；网脉较明显。花单性，雌雄异株，橙黄色，单生或1~3朵簇生于叶腋；花被片5~8，排成2~3轮，雄蕊10~19，着生于花托上，花丝短；雌蕊群近球形，心皮多数。雌蕊群花托果时伸长，聚合果长穗状；小浆果近球形，成熟时鲜红色，种子2，肾形，种皮在脊背上有少数瘤状点。花期4~6月。果期8~9月。

⊙【生境分布】

生于向阳旷地、灌丛中，路边及溪边。分布于陕西、甘肃、河南、江苏、安徽、浙江、江西、湖北、贵州、云南、四川等省区。

⊙【采收加工】

秋季果实成熟尚未脱落时采摘，除去果枝及杂质，晒干。

⊙【药材性状】

南五味子呈球形或扁球形，直径4~6mm，棕红色或暗棕色，皱缩，干瘪，果肉常紧贴于种子上。种子1~2，肾形，黄棕色，有光泽，种皮薄而脆。果肉气微，味微酸。

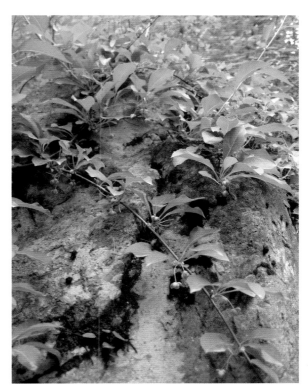

华中五味子生境 Schisandra sphenanthera

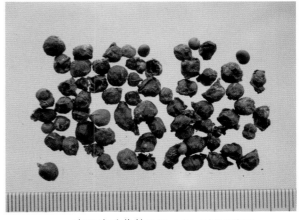

南五味子药材 Schisandra sphenanthera

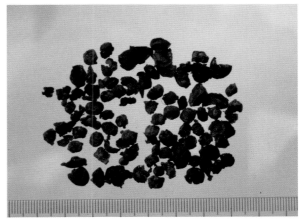

醋南五味子 Schisandra sphenanthera

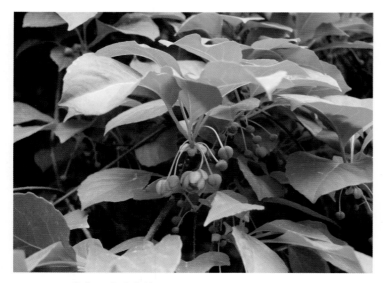

华中五味子花枝 Schisandra sphenanthera

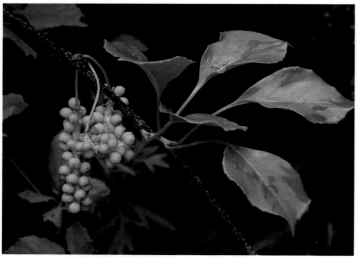

华中五味子果枝 Schisandra sphenanthera

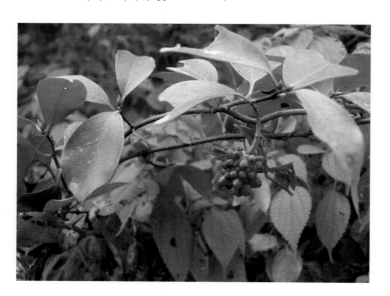

南五味子果枝 Kadsura longipedunculata

⊙【炮制及饮片】

　　南五味子 除去杂质。用时捣碎。
　　醋南五味子 取净南五味子，加醋拌匀，置适宜的容器内，加热蒸透至黑色时，取出，干燥。用时捣碎。表面棕黑色，干瘪，果肉常紧贴种子上，无黏性。种子表面棕色，无光泽。

⊙【性味功能】

　　味酸、甘，性温。有收敛固涩，益气生津，补肾宁心的功能。

⊙【主治用法】

　　用于肺虚咳喘，梦遗滑精，津亏口渴，神经衰弱，久泻不止，自汗盗汗，津伤口渴，无黄疸型肝炎，心烦失眠等症。用量1.5～6g。水煎服或入丸散用。

混伪品

　　同科植物南五味子 Kadsura longipedunculata Finet et Gagnep. 的成熟果实在安徽等地作"南五味子"入药。与华中五味子主要区别为：雌蕊群花托果时不伸长，聚合果球形或椭圆形。

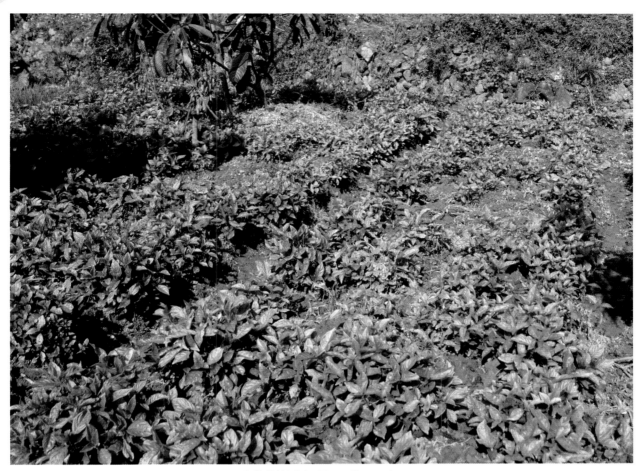

马蓝种植园 Baphicacanthus cusia

南板蓝根

南板蓝根 Nanbanlangen

⊙【来源】

南板蓝根为爵床科(Acanthaceae)植物马蓝的根茎及根。

⊙【原植物】

马蓝 Baphicacanthus cusia (Nees) Bremek.

多年生草本，高可达100cm。主根木质化，细长柱状，有分枝，节膨大，节上具须根，灰褐色，有髓或具空洞。茎直立，多分枝，茎节明显，有钝棱，下部稍木质化，幼嫩部分及花序被褐色柔毛。叶对生，叶柄长1~2cm；叶片倒卵状长圆形至卵状长圆形，长7~20cm，先端渐尖，基部稍狭，边缘有粗齿，两面无毛，上面绿色，下面灰绿色，幼叶时叶脉上有柔毛。穗状花序着生小枝顶；苞片叶状，对生，长1~2cm，早落；花萼5裂，4个裂片小，条形，1片较大；花冠筒状漏斗形，淡紫色，长4.5~5cm，花冠筒近中部弯曲，下部弯细，先端5裂，裂片短阔，长6~7cm，顶端微凹；雄蕊4,2强，着生于花冠筒的上方，花丝基部有膜相连；子房上位，花柱细长。蒴果棒状，长约2cm，稍具4棱。种子4粒，卵形，扁平，褐色。

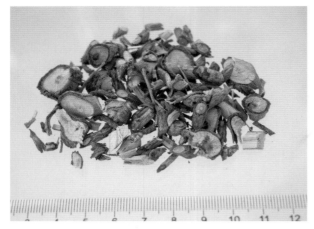

南板蓝根饮片 *Baphicacanthus cusia*

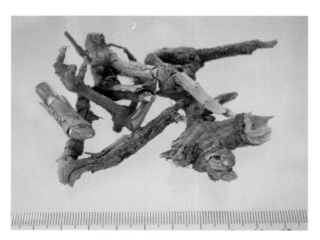

南板蓝根药材 *Baphicacanthus cusia*

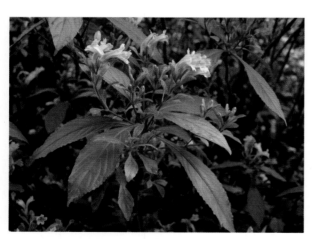

马蓝花枝 *Baphicacanthus cusia*

花期9~11月，果期10~12月。

⊙【生境分布】

生于林下潮湿处。分布于浙江、江苏、福建、广东、广西、湖南、湖北、云南、贵州、四川等省区。

⊙【采收加工】

秋季挖取根部，去掉茎叶、泥土，晒干即可。

⊙【药材性状】

根茎呈类圆形，多弯曲，有分枝，长10~30cm，直径0.1~1cm。灰棕色，具细纵纹；节膨大，节上长有细根或茎残基；外皮易剥落，呈蓝灰色。质硬而脆，易折断，断面不平坦，皮部蓝灰色，木部灰蓝色至淡黄褐色，中央有髓。根粗细不一，弯曲有分枝，细根细长而柔韧。气微，味淡。

⊙【炮制及饮片】

除去杂质，洗净，润透，切厚片，晒干。

⊙【性味功能】

味苦，性寒。有清热解毒，凉血的功能。

⊙【主治用法】

用于温病发斑，丹毒；流感，流脑。用量9~15g。

混 伪 品

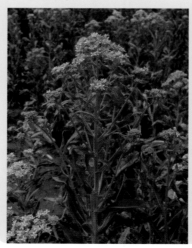

菘蓝花枝 *Isatis indigotica*

南板蓝根曾与十字花科植物菘蓝 *Isatis indigotica* Fort.的干燥根同作"板蓝根"入药。参见"板蓝根"项。

南鹤虱

南鹤虱　Nanheshi

⊙【来源】

南鹤虱为伞形科(Umbelliferae)植物野胡萝卜的果实。

⊙【原植物】

野胡萝卜*Daucus carota* L. 别名：虱子草，山萝卜。

二年生草本，高20～120cm。茎直立，分枝少，表面有纵直横纹和白色粗硬毛。根生叶有柄，长4～12cm，基部鞘状；叶片薄膜质，长圆形，2～3回羽状分裂，末回裂片线形或披针形，长2～14mm，宽0.6～4mm，先端渐尖，有粗硬毛或无毛；茎生叶叶柄较短，长0.8～5cm。复伞形花序顶生或侧生，具粗硬毛，有伞梗15～20枚或更多；小伞形花序有花15～25朵，花小、白色、黄色或淡紫红色，每一总伞花序中心的花有1朵为深紫红色；总苞片5～8，羽状分裂，线形，有细柔毛；小总苞片，不裂或羽状分裂；花萼5，窄三角形；花瓣5，倒卵形，先端凹陷，成狭窄内折小舌片；子房下位，密生细柔毛，花柱短，基部圆锥形。双悬果卵圆形，长3～4mm，宽1.5～2.5mm，分果的主棱不显著，次棱4条，成窄翅，翅上有短钩刺。花期5～7月。果期7～8月。

⊙【生境分布】

生于路旁、田野荒地、山沟、溪边等处。分布于江西、江苏、浙江、河南、安徽、湖南、湖北、广西、云南、贵州、四川、西藏等省、自治区。

⊙【采收加工】

秋季果实成熟时割取果枝，晒干，打下果实，除去杂质。

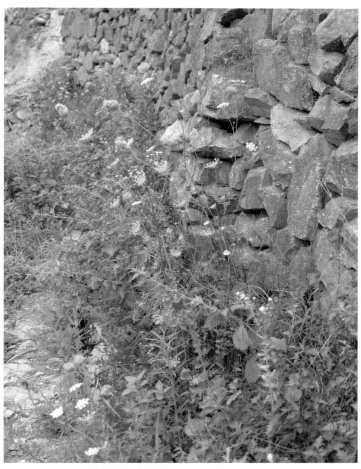

野胡萝卜生境 *Daucus carota*

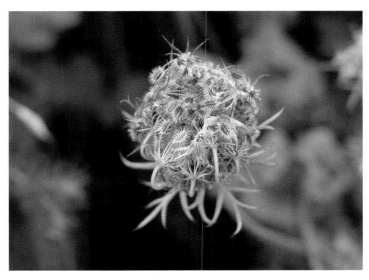

野胡萝卜果枝 *Daucus carota*

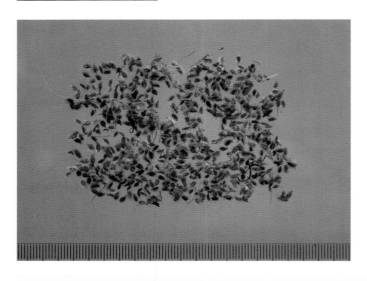

南鹤虱 *Daucus carota*

⊙【药材性状】

　　双悬果椭圆形，多数裂为分果。分果长3～4mm，宽1.5～2.5mm。淡绿棕色或棕黄色，顶端有花柱残基，基部钝圆，时有小果柄，主棱不明显，次棱具4条窄翅，密生1列黄白色钩刺，长达1.5mm，棱线凹下处散生短柔毛，结合面平坦，有3条脉纹，上有短柔毛。种仁类白色，有油性。体轻。搓碎时有特异香气，味微辛、苦。

⊙【性味功能】

　　味苦、辛，性平；有小毒。有驱虫，消积，化痰的功能。

⊙【主治用法】

　　用于蛔虫，蛲虫，绦虫病，虫积腹痛，小儿疳积等。用量3～15g。

混伪品

　　1. 部分地区用窃衣 *Torilis japonica* DC.的果实作南鹤虱用。与野胡萝卜的区别为：叶卵形，1～3回羽状分裂，总苞小型，不分裂。

　　2. 菊科植物天名精 *Carpesium abrotanoides* L.的果实为鹤虱。参见"鹤虱"项。

　　3. 紫草科植物鹤虱 *Lappula myosotis* V.Wolf 易与之混淆，采收使用时应予区分。

天名精 *Carpesium abrotanoides*　　　窃衣 *Torilis japonica*　　　鹤虱 *Lappula myosotis*

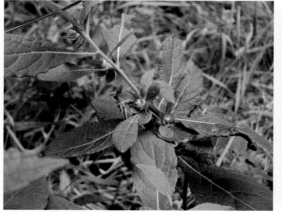 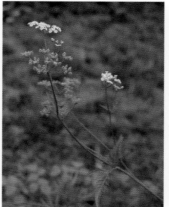 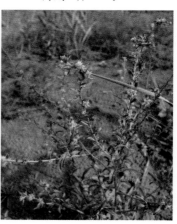

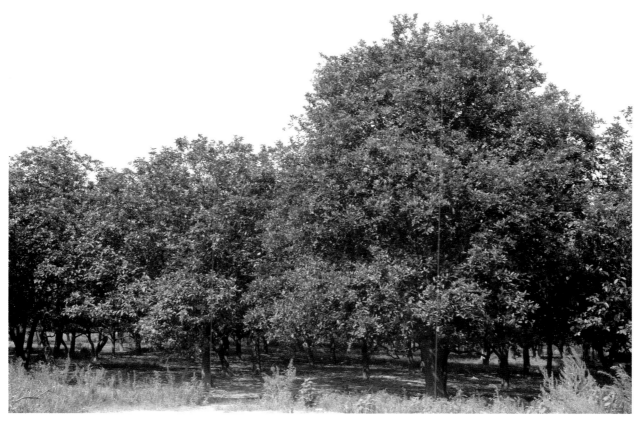

酸橙种植园 *Citrus aurantium*

枳壳

枳壳 Zhiqiao

⊙【来源】

枳壳为芸香料（Rutaceae）植物酸橙及其栽培变种的干燥未成熟果实。

⊙【原植物】

酸橙 *Citrus aurantium* L. 别名：枸头橙。

常绿小乔木。茎枝三棱形，有长刺，长0.5~2cm。叶互生，革质；叶柄有狭长形或倒心形叶翼，翼长0.8~1.5cm，宽3~6mm；叶倒卵状椭圆形或卵状长圆形，长3.5~10cm，宽1.5~5cm，先端短钝、渐尖或有微凹头，基部阔楔形或圆形，全缘或有微波状锯齿，有半透明油点，下面脉明显。总状花序，单生或数朵簇生于叶腋，白色；花萼杯状，5裂，裂片阔三角形，有疏短毛；花瓣5，长椭圆形；雄蕊多数，花丝基部部分合生；雌蕊稍短于雄蕊，子房上位，球形，9~13室，胚珠多数，花柱圆柱形，柱头头状。柑果圆形，稍扁，直径7~8cm，果皮粗糙，橙黄色，汁酸。花期4~5月。果熟期11月。

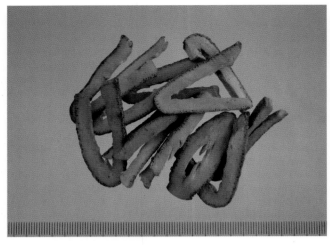

麸炒枳壳 Citrus aurantium

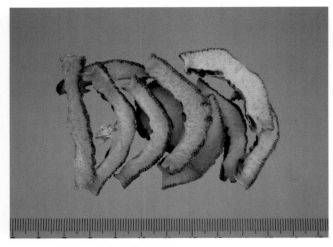

枳壳饮片 Citrus aurantium

⊙【生境分布】

生于丘陵、低山、江河湖，分布于长江流域及以南各省区。主要栽培于浙江、江西、湖南、四川等省。

⊙【采收加工】

7~8月摘取未成熟的绿色果实，自中部横切两瓣，晒干或烘干。

⊙【药材性状】

枳壳 半球形，直径3~5cm。外果皮棕褐色或褐色，有颗粒状突起，顶端有凹陷小油点，有花柱茎痕或果柄痕。切断中果皮黄白色，较光滑，稍向外翻，厚0.6~1.2cm，边缘散有1~2列棕黄色油室。质坚硬，不易折断。瓤囊7~12瓣，瓤内汁脆干缩呈棕色或棕褐色，内藏种子。气清香，味苦、微酸。

⊙【炮制及饮片】

枳壳 除去杂质，洗净，润透，切薄片，干燥后筛去碎落的瓤核。本品为不规则弧状条形薄片，长达5cm，宽达1.3cm。切面外果皮棕褐色至褐色，中果皮黄白色至黄棕色，近外缘有1~2列点状油室，内侧有的有少量紫褐

枳壳药材 Citrus aurantium

酸橙果枝 Citrus aurantium

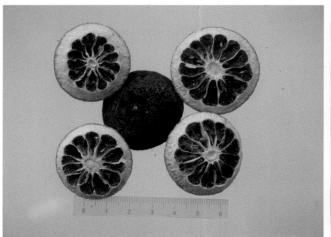

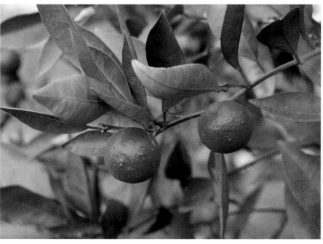

色瓤囊。

　　麸炒枳壳 取麸皮，撒在热锅中，加热至冒烟时，加入净枳壳片，迅速翻动，炒至色变深时，取出，筛去麸皮，放凉。本品为不规则弧状条形薄片，色较深，有的有焦斑。

⊙【性味功能】

　　味苦、辛、酸，性微寒。有理气宽中，行滞消胀的功能。

⊙【主治用法】

　　用于胸腹满闷，腹胀腹痛，食积不化，痰饮内停，胃下垂，脱肛，子宫脱垂等症。用量3～9g。孕妇慎用。

混伪品

　　多种本科植物的的干燥未成熟果实混充枳壳入药，常见有枸橘 *Poncirus trifoliata*、柚 *Citrus maxima*、甜橙 *Citrus sinensis*，与酸橙植物区别点参见"枳实"项。

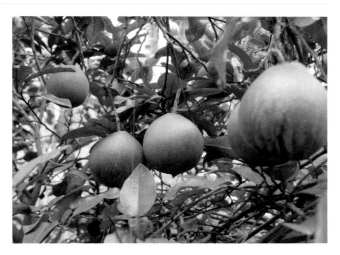

柚 *Citrus maxima*

枸橘 *Poncirus trifoliata*

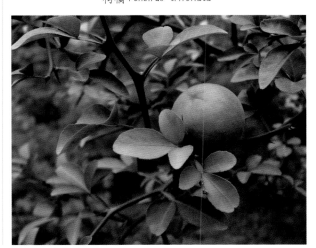

甜橙 *Citrus sinensis*

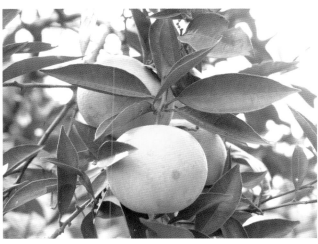

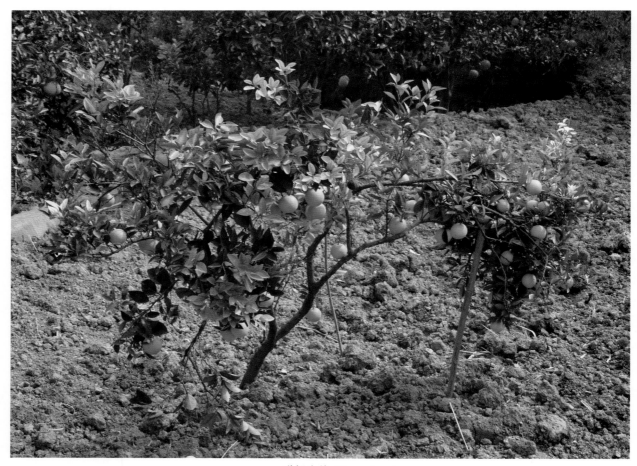

甜橙生境 *Citrus sinensis*

枳实

枳实 Zhishi

⊙【来源】

枳实为芸香科(Rutaceae)植物酸橙及其栽培变种或甜橙的干燥幼果。

⊙【原植物】

1. 酸橙 *Citrus aurantium* L. 别名：枸头橙。

常绿小乔木。茎枝三棱形，有长刺，长0.5～2cm。单身复叶互生，革质；叶柄有狭长形或倒心形叶翼，翼长0.8～1.5cm，宽3~6mm；叶倒卵状椭圆形或卵状长圆形，长3.5～10cm，宽1.5～5cm，先端短钝、渐尖或有微凹头，基部阔楔形或圆形，全缘或有微波状锯齿，有半透明油点，下面脉明显。总状花序，单生或数朵簇生于叶腋，白色；花萼杯状，5裂，裂片阔三角形，有疏短毛；花瓣5，长椭圆形；雄蕊多数，花丝基部部分合生；雌蕊稍短于雄蕊，子房上位，球形，9～13室，胚珠多数，花柱圆柱形，柱头头状。柑果圆形，稍扁，直径7～8cm，果皮粗糙，橙黄色，汁酸。花期4～5月。果熟期11月。

2. 甜橙 *Citrus sinensis* (L.) Osbeck

常绿小乔木或灌木，枝少刺或近于无刺。小枝绿色，有棱。单身复叶互生，翼叶狭长，宽2～3 mm，叶

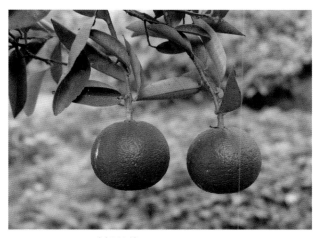
酸橙果枝 *Citrus aurantium*

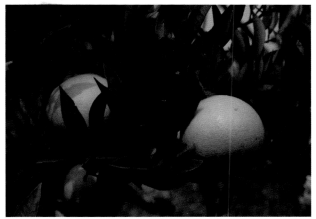
甜橙果枝 *Citrus sinensis*

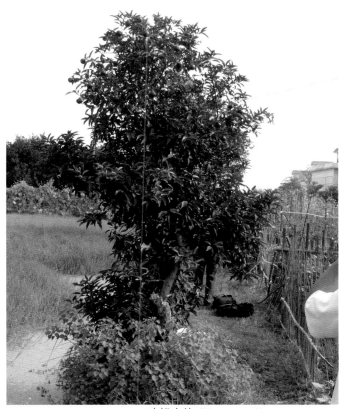
酸橙生境 *Citrus aurantium*

片卵形至椭圆形，长4~7(10) cm，宽2~5 cm，先端短尖或钝，基部楔形或宽楔形，全缘，上面深绿色，下面浅绿色，光滑无毛，具透明油点。花单生叶腋或数朵成总状花序；花萼通常5裂；花瓣5，白色，雄蕊20~25，花丝连合成数组，着生于花盘上；子房近球形，花柱粗壮，柱头增大。柑果圆球形、扁圆形或椭圆形，橙黄至橙红色，果皮较难剥离，瓢囊9~12瓣，果心实或半充实，果肉淡黄、橙红或紫红，味甜或稍带酸。种子少或无，种皮略有肋纹，灰白色。花期3~5月。果期10~12月。

⊙【生境分布】

　　酸橙生于丘陵、低山地带、江河湖沿岸或平原，分布于长江流域及以南各省区，主要栽培于浙江、江西、湖南、四川等省。

　　甜橙目前均为栽培。分布于长江以南各省区。

⊙【采收加工】

　　5~6月收集自落的果实，除去杂质，自中部横切为两半，晒干或低温干燥，较小者直接晒干或低温干燥。

⊙【药材性状】

　　枳实呈半球形，少数为球形，直径0.5~2.5cm。外果皮黑绿色或暗棕绿色，具颗粒状突起和皱纹，有明显的花柱残迹或果梗痕。切面中果皮略隆起，黄白色或黄褐色，厚0.3~1.2cm，边缘有1~2列油室，瓢囊

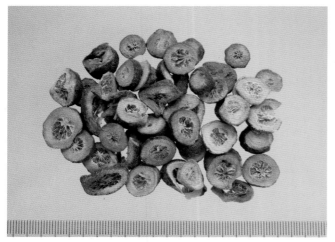

枳实饮片(酸橙 *Citrus aurantium*)

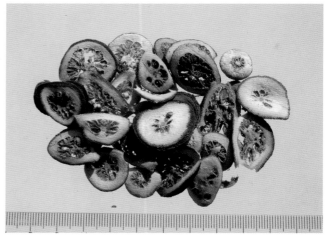

枳实饮片(甜橙 *Citrus sinensis*)

棕褐色。质坚硬。气清香，味苦、微酸。

⊙【炮制及饮片】

　　枳实　除去杂质，洗净，润透，切薄片，干燥。本品为不规则弧状条形或圆形薄片，条片长达2.5cm，宽达1.2cm，圆片直径0.3~1.5cm。切面外果皮黑绿色至暗棕色，中果皮部分黄白色至黄棕色，近外缘有1~2列点状油室，条片内侧或圆片中央具棕褐色瓤囊。

　　麸炒枳实　取麸皮，撒在热锅中，加热至冒烟时，加入净枳实片，迅速翻动，炒至色变深时，取出，筛去麸皮，放凉。本品为不规则弧状条形或圆形薄片，色较深，有的有焦斑。

⊙【性味功能】

　　味苦、辛、酸，性温。有破气消积，化痰散痞的功能。

⊙【主治用法】

　　用于积滞内停，痞满胀痛，泻痢后重，大便不能，痰滞气阻胸痹，结胸；胃下垂，脱肛，子宫脱垂。用量3~9g。

麸炒枳实(甜橙 *Citrus sinensis*)

枳实药材(甜橙 *Citrus sinensis*)

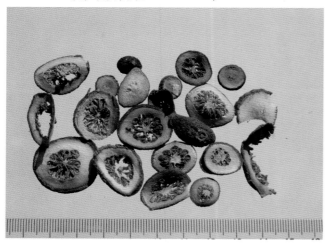

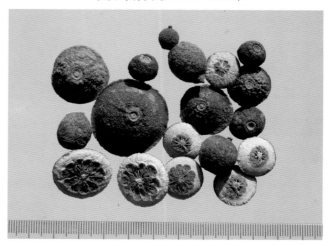

混 伪 品

　　本科多种植物的干燥幼果混充枳实入药，其基源植物区别点见如下检索表：

　　1. 数羽状复叶；果实表面被毛····················
··············枸橘 Poncirus trifoliata

　　1. 单身复叶；果实表面无毛

　　2. 嫩枝上部、叶背至少在中脉下半段、花梗、花萼、子房均被柔毛，有时成熟之果也有毛；翼叶大；种子肥硕，有明显的肋状棱····················
····················柚 Citrus maxima

　　2. 各部无毛，或仅嫩叶的翼叶中脉上有稀疏短毛

　　3. 翼叶通常明显或较宽阔；总状花序或2至数朵簇生，稀单生腋内；果皮难或较难剥离

　　4. 果肉味酸，有时带苦味或有特殊气味；果皮较粗糙····················酸橙 Citrus aurantium

　　4. 果肉味甜或酸甜适中，很少带苦味；果皮平滑，不易与果肉分离····················甜橙 Citrus sinensis

　　3. 翼叶甚窄至仅具痕迹，但夏梢或徒长枝上的叶常有较明显的翼叶；单花或2~3朵簇生于叶腋；果皮甚易剥离····················橘 Citrus reticulata

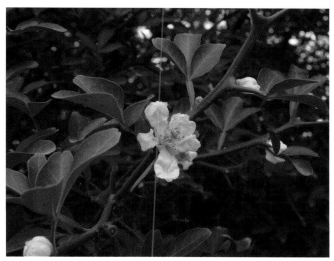

枸橘花枝 Poncirus trifoliata

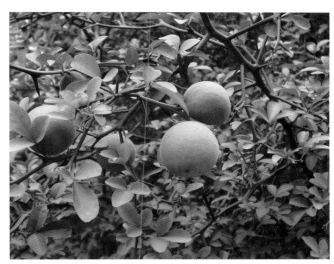

枸橘果枝 Poncirus trifoliata

橘 Citrus reticulata 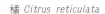　　　　柚 Citrus maxima

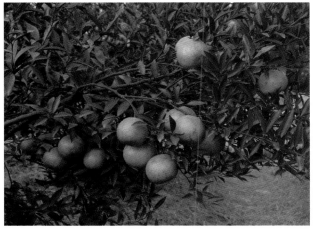

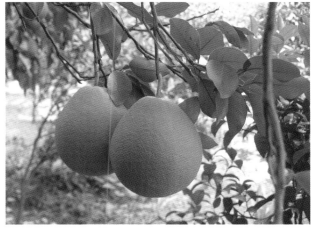

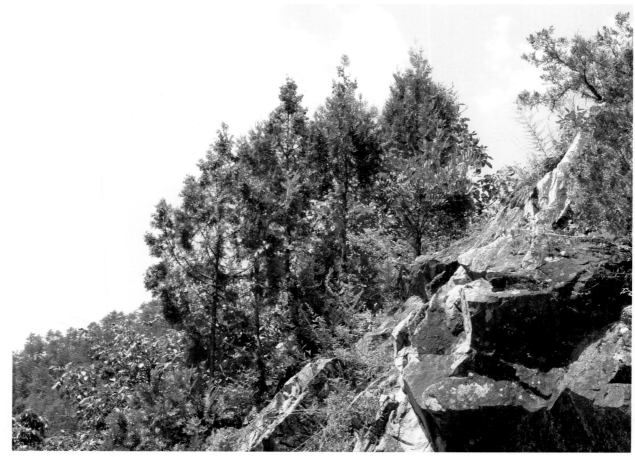

侧柏生境 *Platycladus orientalis*

柏子仁

柏子仁 Baiziren

⊙ 【来源】

柏子仁为柏科(Cupressaceae)植物侧柏的干燥成熟种仁。

⊙ 【原植物】

侧柏 *Platycladus orientalis* (L.) Franco 参见"侧柏叶"项。

⊙ 【生境分布】

生于向阳山坡疏林中。除新疆、青海外，全国各地区多有栽植。

⊙ 【采收加工】

秋、冬季采收成熟果实、晒干，除去果壳，收集种仁。

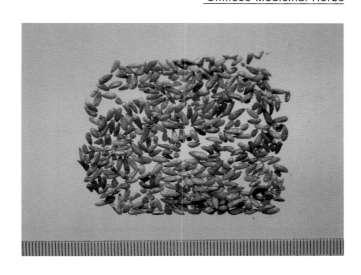

柏子仁 *Platycladus orientalis*

⊙【药材性状】

种仁长卵形或长椭圆形，长 4～7mm，直径 1.5～3mm。淡黄色或黄白色，外包膜质内种皮，顶端略尖，有深棕色的小点，基部钝圆，质软，富油性。气微香，味淡，有油腻感。

⊙【炮制及饮片】

柏子仁 除去杂质及残留的种皮。

柏子仁霜 取净柏子仁，加适量水共研细，再加多量水，搅拌，倾出湿悬液，残渣再按上法反复操作数次，合并湿悬液，静置，分取沉淀，干燥，研散。

⊙【性味功能】

味甘，性平。有养心安神，润肠通便，止汗，止血，祛风清热的功能。

⊙【主治用法】

用于虚烦失眠，心悸怔忡，阴虚盗汗，遗精，健忘，肠燥便秘等症。用量 3～9g。便溏者忌用。

侧柏果枝 *Platycladus orientalis*

晒果取柏子仁 *Platycladus orientalis*

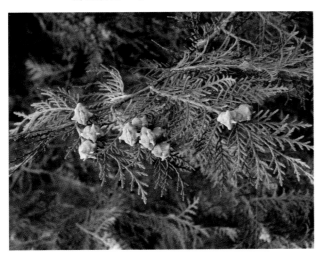

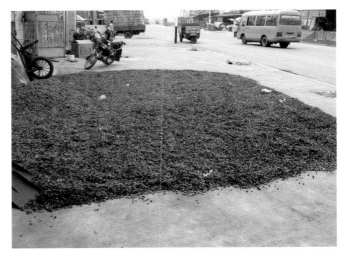

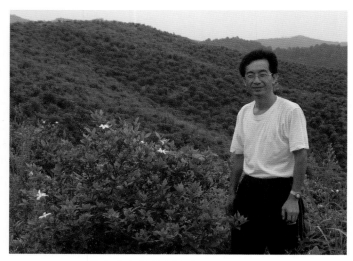
林余霖主编考察栀子 *Gardenia jasminoides*

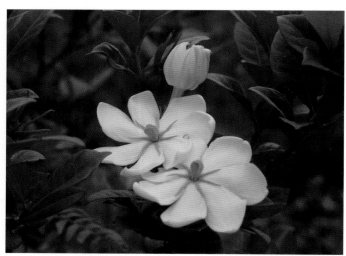
栀子花枝 *Gardenia jasminoides*

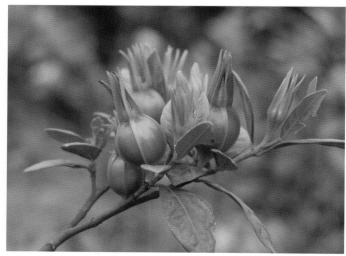
栀子果枝 *Gardenia jasminoides*

栀子；焦栀子
栀子 Zhizi；焦栀子 Jiaozhizi

⊙【来源】

栀子为茜草科（Rubiaceae）植物栀子的干燥成熟果实。焦栀子为其炮制加工品。

⊙【原植物】

栀子 *Gardenia jasminoides* Ellis 别名：黄栀子、山栀子。

常绿灌木，高60～200cm。幼枝有毛。叶对生或少有3叶轮生，有短柄；托叶2，生于叶柄内侧，膜质，连合成鞘包围小枝；叶革质，椭圆形、阔倒披针形或倒卵形，长6～12cm，宽2～4.5cm，先端急尖或渐尖，基部楔形，全缘。花大，腋生或顶生，花梗短；花萼下部连成圆筒形，有6～8条翅状纵棱，先端裂片6～8，线形，长1.5～1.6cm；花冠白色，后变乳黄色，高脚碟状，基部合生成筒，先端6～7裂，旋转排列，裂片阔倒披针形，长2～3cm，宽1～2cm；雄蕊与花冠裂片同数，着生于花冠喉部，花丝极短，花药线形；子房下位，1室，胚珠多数。蒴果大，淡黄色，倒卵形或长椭圆形，外果皮有6～8条肉质翅状纵棱，顶端有条状宿萼。种子多数，扁椭圆形或长圆形，黄色。花期5～7月。果期8～11月。

⊙【生境分布】

生于山坡、丘陵杂灌丛中，温暖阴湿处。分布于山东、江苏、安徽、浙江、江西、福建、台湾、湖北、湖南、广东、香港、广西、海南、四川、贵州和云南等省区，河北、陕西和甘肃有栽培。

⊙【采收加工】

秋季果实成熟饱满呈黄色带红时采收，除去果柄等杂质，入甑中微蒸或沸水（可加少量明矾）微煮，取出后晒干。果实不易干燥，故应经常翻动，使通风良好，避免发霉变质。

⊙【药材性状】

栀子果实倒卵形、椭圆形或长圆形，长1.5～3.5cm，直径1～1.5cm。红棕色或红黄色，有翅状纵棱6～8条，每翅棱间有纵脉1条，顶端有暗黄绿色残存宿萼，先端有6～8条长形裂片，裂片长1～2.5cm，多碎断，果实基部收缩成果柄状，有果柄痕。果皮鲜黄色或红黄色，有光泽。折断面鲜黄色。种子多数，扁椭圆形或扁长圆形，聚成球状团块，棕红色，有细密凹入小点；胚乳角质，子叶2，胚根直立。气微，味微苦。

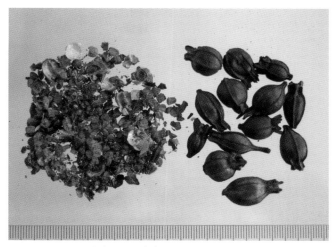

焦栀子及碎片 *Gardenia jasminoides*

⊙【炮制及饮片】

栀子 除去杂质，碾碎。

炒栀子 取净栀子，置热锅中，用文火炒至黄褐色时，取出，放凉。

焦栀子 取栀子，或碾碎，置热锅中，用中火炒至表面焦褐色或焦黑色，果皮内面和种子表面为黄棕色或棕褐色时，取出，放凉。本品表面焦褐色或焦黑色，果皮薄而脆，内表面棕色，种子团棕色或棕褐色。气微，味微酸而苦。

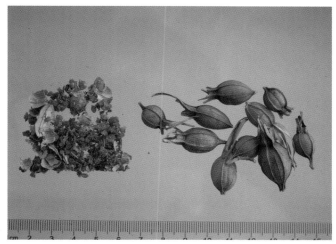

栀子及碎片 *Gardenia jasminoides*

⊙【性味功能】

味苦，性寒。栀子有泻火除烦，解毒，清热利湿，凉血散瘀的功能。焦栀子有凉血止血的功能。

⊙【主治用法】

用于热病高烧，心烦不眠，目赤，黄疸，热淋尿涩，实火牙疼，口舌生疮，衄血，吐血，尿血，眼结膜炎，热毒疮疡。外用于扭伤肿痛。焦栀子用于血热吐衄，尿血崩漏。用量6～9g，水煎服。

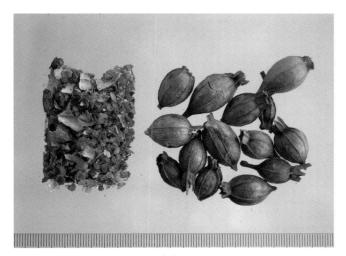

炒栀子及碎片 *Gardenia jasminoides*

混 伪 品

文献中记载栀子的变种水栀子 *Gardenia jasminoides* var. *radicans* (Thunb.) Makino应为栀子的一个类型，传统认为果形较小的类型（山栀子）入药较好。

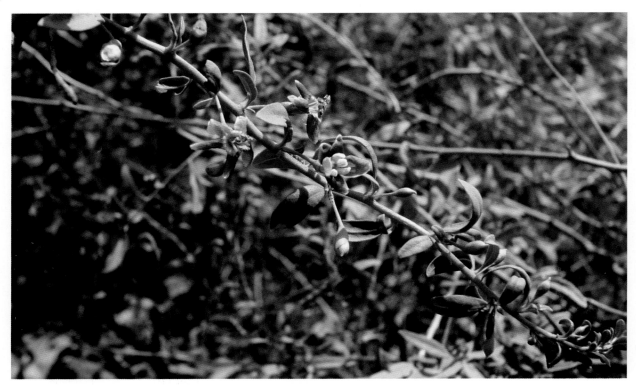

宁夏枸杞花枝 *Lycium barbarum*

枸杞子

枸杞子 Gouqizi

⊙【来源】

枸杞子为茄科(Solanaceae)植物宁夏枸杞的干燥成熟果实。

⊙【原植物】

宁夏枸杞　*Lycium barbarum* L. 别名：中宁枸杞，甘枸杞，西枸杞。

落叶灌木，高1～3m。茎直立，主枝多条，粗壮，淡灰黄色，上部分枝细长弱，先端弯曲下垂，短枝刺状，长1～4cm。叶互生或数片簇生于短枝或长枝顶上；叶稍厚，狭披针形或披针形，长2.5～6cm，宽0.5～1.5cm，先端尖，基部楔形，下延成叶柄，全缘，上面深绿色，下面灰绿色，无毛。花单生或数朵簇生于长枝上部叶腋；花细，长1.5～2cm；花萼杯状，先端2～3裂，先端边缘有纤毛；花冠漏斗状，筒部顶端5裂，裂片卵形，向后反卷，粉红色或浅紫红色，有暗紫色脉纹，边缘有纤毛；雄蕊5，生于花冠中部，花丝细，不等长，花药长圆柱形，纵裂；子房上位，2室，柱头头状。浆果倒卵形或卵形，红色或橘红色。种子多数，扁平肾形。花期5～6月。果期6～11月。

⊙【生境分布】

生于干山坡、渠畔，分布于河北、内蒙古、山西、陕西、甘肃、宁夏、青海、新疆等省区，宁夏有

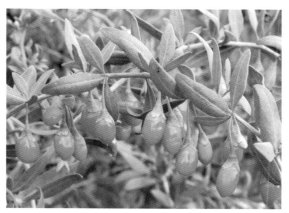

宁夏枸杞果枝 *Lycium barbarum*

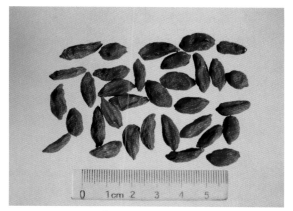

枸杞子 *Lycium barbarum*

大量栽培。

⊙【采收加工】

夏、秋季果实成熟时于清晨或傍晚采摘，除去果柄，薄层摊放席上，阴至半干，再移至日光下晒至外皮干燥而果皮柔软。晾晒时不宜用手翻动，以免变黑。

⊙【药材性状】

呈类纺锤形，略扁，长6～18mm，直径3～8mm。表面鲜红色或暗红色，顶端有小凸起状的花柱痕，基部有白色的果梗痕。果皮柔韧，皱缩；果肉肉质，柔润而有黏性；种子多数，扁肾形。无臭，味甜、微酸。

⊙【性味功能】

味甘，性平。有滋补肝肾，益精明目的功能。

⊙【主治用法】

用于虚劳精亏，腰膝酸痛，眩晕耳鸣，内热消渴，血虚痿黄，目昏不明，神经衰弱，糖尿病等症。用量6～12g。

混伪品

同科植物枸杞*Lycium chinense*的干燥成熟果实也混作枸杞子入药。与宁夏枸杞主要区别点：叶卵状披针形或菱状卵形，长2～5cm，宽0.6～2.5cm，先端钝尖或圆；花萼钟状，3～5裂，裂片卵状三角形，基部有深紫色条纹。

枸杞花枝 *Lycium chinense*　　　　　　　　　枸杞果枝 *Lycium chinense*

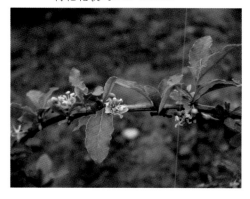

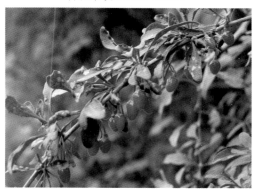

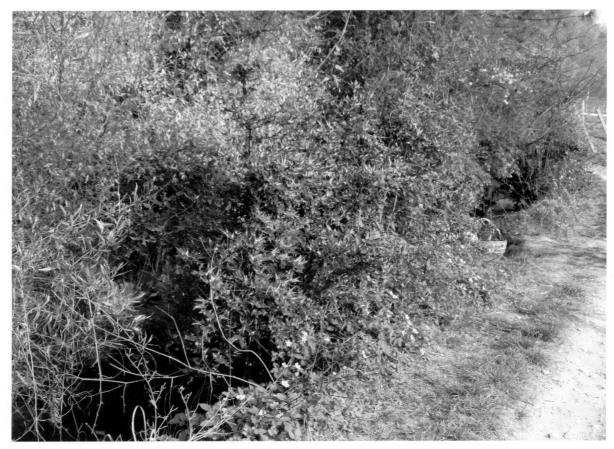

枸骨生境 *lex cornuta*

枸骨叶

枸骨叶　Gouguye

⊙【来源】

枸骨叶为冬青科(Aquifoliaceae)植物枸骨的干燥叶。

⊙【原植物】

枸骨 *Ilex cornuta* Lindl. ex Paxt. 别名：苦丁茶，鸟不宿，八角刺。

常绿灌木或小乔木。叶互生，硬革质，长椭圆状方形，先端扩大，长3～7.5cm，宽1～3cm，有2～3个硬刺尖，中央的刺向下反卷，基部平截，两侧各有1～2个硬刺。大树上的叶有短柄；叶圆形或长圆形，先端短尖，基部圆形，全缘，边缘无刺尖，上面深绿色，下面黄绿色，有光泽。伞形花序腋生，花杂性，4数，雄花与两性花同株，黄绿色；花萼杯状，裂片三角形，先端钝；花冠裂片4，倒卵形或长圆形，雄蕊4，与花瓣互生，花药纵裂；子房4室，花柱短，柱头4浅裂。核果球形，熟时鲜红色。种子4。花期4～5月。果期9～10月。

⊙【生境分布】

　　生于山坡、山谷、溪涧、路旁的杂木林或灌丛中；多有栽培。分布于甘肃、河南、江苏、安徽、浙江、江西、湖南、湖北、广东、广西、四川等省、自治区。

⊙【采收加工】

　　秋季剪取叶，去净枝梗，晒干。

⊙【药材性状】

　　枸骨叶近长方形或长圆状方形，长3～8cm，宽1～3cm，革质，边缘卷曲，先端有3个大的硬刺，顶端1枚反曲，基部平截或宽楔形，两侧有时各有刺齿1～3枚，边缘反卷；长卵圆形叶常无刺齿。表面黄绿色或黄褐色，背面灰黄色或灰绿色。叶脉羽状，叶柄较短。质硬厚。气无，味微苦。

⊙【性味功能】

　　味苦，性凉。有清热养阴，平肝，益肾，止咳化痰的功能。

⊙【主治用法】

　　用于肺痨咯血，骨蒸潮热，头晕，耳鸣，目眩，高血压症，腰膝酸痛。用量9～15g。

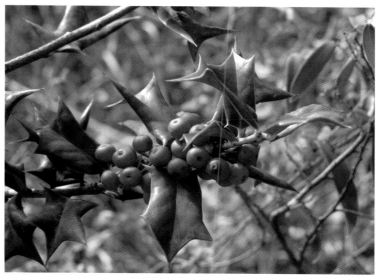

枸骨果枝 lex cornuta

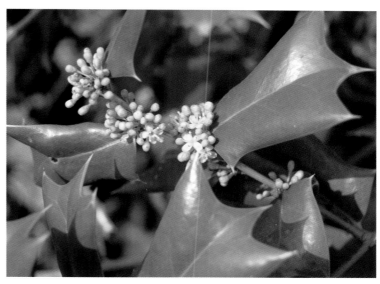

枸骨花枝 lex cornuta

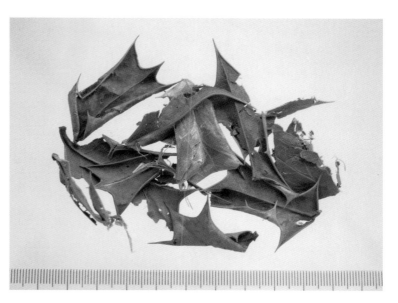

枸骨叶 lex cornuta

柿蒂

柿蒂 Shidi

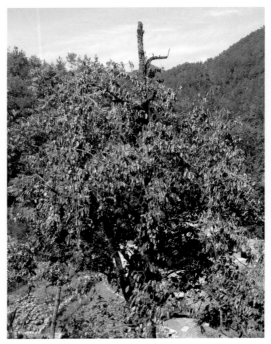

柿树 Diospyros kaki

⊙【来源】

柿蒂为柿树科（Ebenaceae）植物柿的干燥宿萼。

⊙【原植物】

柿 Diospyros kaki Thunb.

落叶大乔木，高达15m；树皮深灰至灰黑色，鳞片状开裂；小枝深棕色，有褐色柔毛。单叶互生；叶柄长1～1.5cm，被柔毛；叶片革质，椭圆状卵形或倒卵形，长6～18cm，宽3～9cm，先端短尖，基部阔楔形或近圆形，全缘，上面深绿色，有光泽，下面淡绿色，被短柔毛，沿叶脉密生淡褐色绒毛。花杂性，雄花成短聚伞花序，雌花单生于叶腋；花梗短，花萼4深裂，被柔毛，果熟时增大；花冠钟形，黄白色，4裂，被柔毛；雄花有雄蕊16；雌花有退化雄蕊8，子房上位，8室，花柱自基部分离。浆果卵圆形或扁球形，直径4～8cm，橙黄色、红色或深黄色，具宿存的木质花萼。花期5月，果期9～10月。

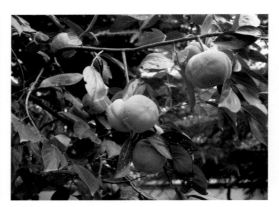

柿的果枝 Diospyros kaki

⊙【生境分布】

全国各地栽培。主要分布于河南、山东等地。

⊙【采收加工】

秋、冬季采集果实，并收集果蒂，洗净晒干。

⊙【药材性状】

宿萼盘形，萼筒部喇叭形，裂片宽三角形，平展或向外反卷，直径1.5～2.5cm；底部有果柄或圆形果柄痕。外表面红棕色，内表面黄棕色，萼筒部有褐色短绒毛，作放射状排列，具光泽，萼筒中心有暗棕色圆形隆起的果实脱落后的疤痕。质轻，萼筒木质，边缘裂片质脆易碎。气无，味微甜涩。

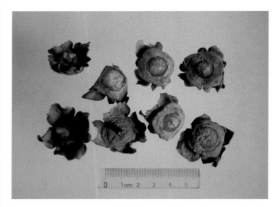

柿蒂 Diospyros kaki

⊙【炮制及饮片】

除去杂质，洗净，去柄，干燥或打碎。

⊙【性味功能】

味苦，性温。有降气止呃的功能。

⊙【主治用法】

用于胃寒气滞的呃逆。用量4.5～9g。

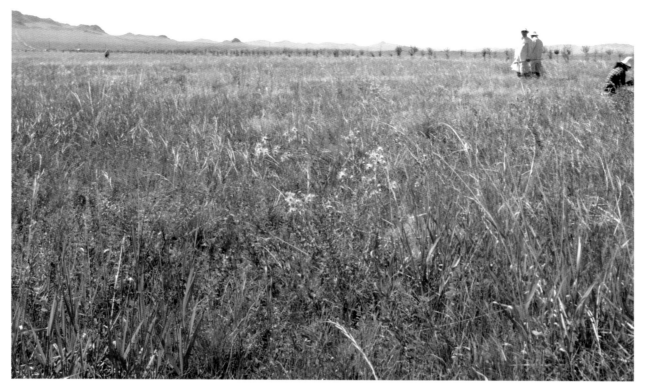

棉团铁线莲生境 *Clematis hexapetala*

威灵仙

威灵仙 Weilingxian

⊙【来源】

威灵仙为毛茛科(Ranunculaceae)植物威灵仙、东北铁线莲和棉团铁线莲的根及根茎。

⊙【原植物】

1. 威灵仙 *Clematis chinensis* Osbeck 别名：老虎须。

藤本，高3~10m，植物干时变黑。根丛生于块状根茎上，细长圆柱形。茎具明显条纹，近无毛。叶对生，一回羽状复叶，小叶5，略带革质，狭卵形或三角状卵形，先端钝或渐尖，基部圆形或宽楔形，全缘，主脉3条，上面沿叶脉有细毛，下面无毛。圆锥花序顶生或腋生；总苞片窄线形，密生细长毛；萼片4，有时5，花瓣状，长圆状倒卵形，白色或绿白色，外被白色柔毛；雄蕊多数，花丝扁平；心皮多数，离生，子房及花柱上密生白毛。瘦果扁平，花柱宿存延长成白色羽毛状。花期5~6月，果期6~

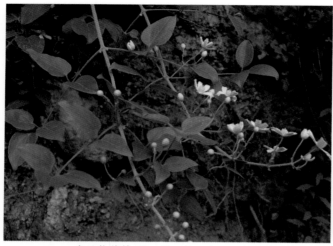

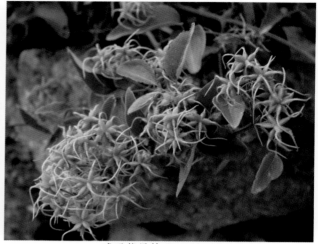

威灵仙花枝 *Clematis chinensis*

威灵仙果枝 *Clematis chinensis*

7 月。

2. 东北铁线莲 *Clematis manshurica* Rupr. 别名：山辣椒秧。

形态与威灵仙相似，区别在于：地上部干后不变黑。花直径约 1.5 ~ 2cm。瘦果黄褐色。攀缘藤本。除茎和分枝节上有白色柔毛外，其余无毛或近无毛。一回羽状复叶，小叶片全缘，近革质，卵形、长卵形或披针状卵形，先端渐尖或锐尖，很少钝，不微凹，上面无毛，网脉明显，下面近无毛。花序较长而挺直，长可达 25cm，花序梗，花梗近无毛或稍有短柔毛；萼片外面除边缘有绒毛外，其余无毛或稍有短柔毛。瘦果较小，长 4 ~ 6mm。花期 6 ~ 8 月，果期 7 ~ 9 月。

3. 棉团铁线莲 *Clematis hexapetala* Pall. 别名：山蓼。

直立草本。株高 40 ~ 100cm。叶对生，1 ~ 2 回羽状全裂；叶柄长 0.5 ~ 3.5cm，疏被长柔毛；裂片基部再 2 ~ 3 裂，线状披针形、长椭圆状披针形至椭圆形，长 1.5 ~ 10cm，宽 0.1 ~ 2cm，先端锐尖或凸尖，有

东北铁线莲果枝 *Clematis manshurica*

棉团铁线莲花枝 *Clematis hexapetala*

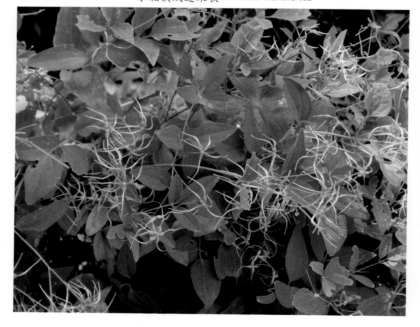

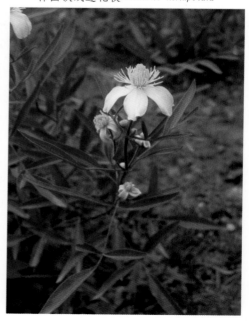

时钝，全缘，两面或沿脉疏生长柔毛或近无毛，网脉突出。聚伞花序腋生或顶生，通常3花；苞片线状披针形；花直径2.5～5cm。萼片6，白色，展开，狭倒卵形，长1～2.5cm，外面密生棉毛。雄蕊多数，长约9mm，无毛；心皮多数。瘦果，倒卵形，被柔毛，宿存花柱长2.2cm，羽毛状。花期6～8月。

⊙【生境分布】

威灵仙生于山谷、山坡林缘或灌木丛中，分布于江苏、浙江、江西、福建、台湾、湖北、湖南、广东、广西、四川、贵州、云南等省区。

东北铁线莲生于山坡灌木丛中或林边，分布于东北及内蒙古、山西等省区。

棉团铁线莲生于草地、林缘、沟谷，分布于东北及内蒙古、河北、山西、陕西、甘肃、山东省区。

⊙【采收加工】

秋季采挖根部，除去地上部分及泥土，晒干。

⊙【药材性状】

1. 威灵仙 根茎呈柱状，长1.5～10cm，直径0.3～1.5cm，淡棕黄色；顶端残留茎基；质较坚韧，断面纤维性；下侧着生多数细根。根呈细长圆柱形，稍弯曲，长7～15cm，直径0.1～0.3cm；表面黑褐色，有细纵纹，有的皮部脱落，露出黄白色木部；质硬脆，易折断，断面皮部较广，木部淡黄色，略呈方形，皮部与木部间常有裂隙。气微，味淡。

2. 东北铁线莲 根茎呈柱状，长1～11cm，直径0.5～2.5cm。根较密集，长5～23cm，直径0.1～0.4cm；表面棕黑色；断面木部近圆形。味辛辣。

3. 棉团铁线莲 根茎呈短柱状，长1～4cm，直径0.5～1cm。根长4～20cm，直径0.1～0.2cm；表面棕褐色至棕黑色；

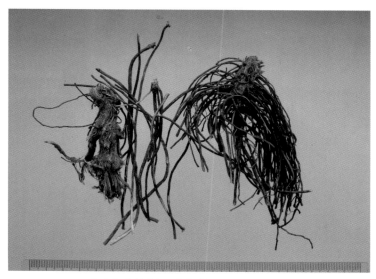

威灵仙药材(棉团铁线莲 Clematis hexapetala)

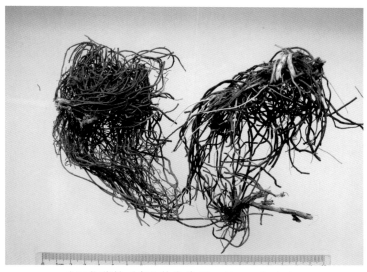

威灵仙药材（东北铁线莲 Clematis manshurica)

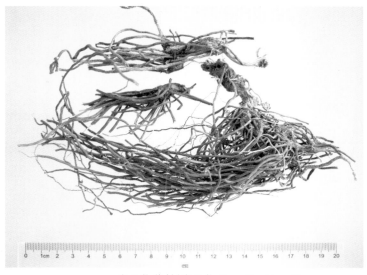

威灵仙药材(威灵仙 Clematis chinensis)

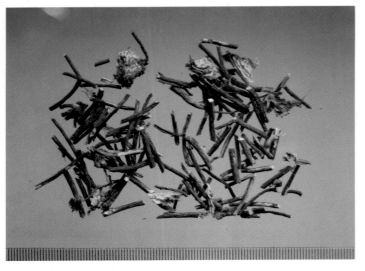

威灵仙饮片(棉团铁线莲 *Clematis hexapetala*)

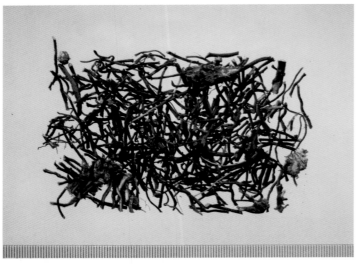

威灵仙饮片（东北铁线莲 *Clematis manshurica*）

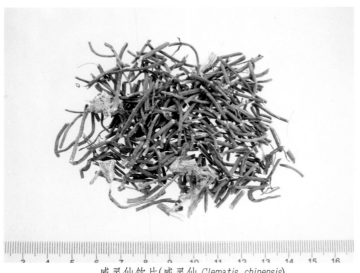

威灵仙饮片(威灵仙 *Clematis chinensis*)

断面木部圆形。味咸。

⊙【炮制及饮片】

除去杂质，洗净，润透，切段，干燥。

⊙【性味功能】

味辛、咸，性温。有祛风湿，通经络，止痛的功能。

⊙【主治用法】

用于风湿痹痛，关节不利，四肢麻木，跌打损伤，骨哽咽喉，扁桃体炎，黄疸型急性传染性肝炎，食道异物，丝虫病；外用于牙痛，角膜溃烂。用量6～10g；外用适量。

厚朴

厚朴 Houpu

⊙【来源】

厚朴为木兰科(Magnoliaceae)植物厚朴、凹叶厚朴的干燥干皮、根皮及枝皮。

⊙【原植物】

1. 厚朴 *Magnolia officinalis* Rehd. et wils. 别名：川朴。

落叶乔木，高5~15cm。树皮紫褐色，小枝幼时绿色，有绢毛，老枝灰棕色。冬芽大，圆锥状，芽鳞被淡黄褐色绒毛。单叶互生；叶柄长3~4cm；叶革质，倒卵形或倒卵状椭圆形，长35~45cm，宽12~20cm，先端圆，有短尖，基部楔形，全缘或微波状，幼叶下面密生灰白色绒毛，老时呈白粉状。侧脉密生长毛，托叶大，早落。花与叶同时开放，单生枝顶，花大，杯状，直径10~15cm，白色，芳香，花梗密生丝状白毛；花被片9~12，或更多，厚肉质，外轮3片，淡绿色，长圆状倒卵形，内两轮乳白色，倒卵状匙形；雄蕊多数，螺旋状排列，花丝红色；雌蕊心皮多数，分离，子房长圆状。聚合果长椭圆状卵形，长9~12cm，直径5~6.5cm，熟后木质。蓇葖果每室有种子1~2枚，外皮鲜红色，内皮黑色。花期5~6月。果期8~9月。

2. 凹叶厚朴 *Magnolia officinalis* Rehd et Wils. var. *biloba* Rehd. et Wils. 别名：庐山厚朴。

落叶乔木，高达15m。树皮较薄，淡褐色。叶互生；叶柄长2.5~5cm，生白色毛；叶片革质，狭倒卵形，顶端缺成2钝圆浅裂片，基部楔形，下面灰绿色。花单生枝顶，白色，芳香；花被片9~12，披针状倒卵形或长披针形。聚合果圆柱状卵形；木质，有短尖头。花期4~5月，果期10月。

本种植物与厚朴相似，主要区别：叶先端凹陷，成2钝圆浅裂；但幼苗期叶先端钝圆，不凹缺。聚合果基部较窄。

⊙【生境分布】

厚朴生于温暖、湿润、土壤肥沃，排水良好的山坡地，多栽培；分布于陕西、甘肃、安徽、浙江、江西、湖南、湖北、广西、四川、贵州、云南等省、自治区。

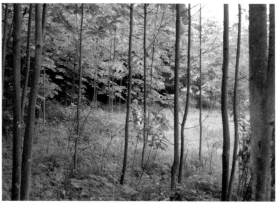

凹叶厚朴种植园 *Magnolia officinalis var. biloba*

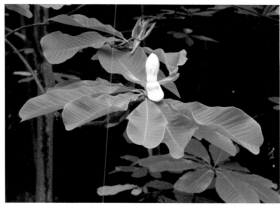

凹叶厚朴花枝 *Magnolia officinalis var. biloba*

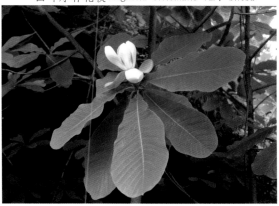

厚朴花枝 *Magnolia officinalis*

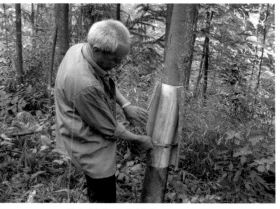

剥取树皮采收厚朴 *Magnolia officinalis*

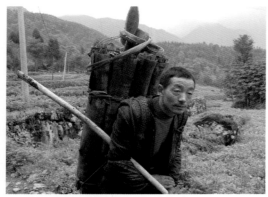

药农采收厚朴 Magnolia officinalis

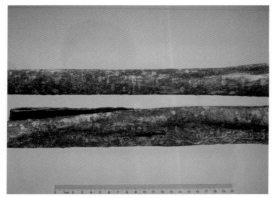

厚朴药材(厚朴 Magnolia officinalis)

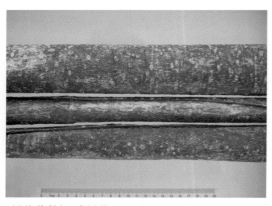

厚朴药材(凹叶厚朴 Magnolia officinalis var. biloba)

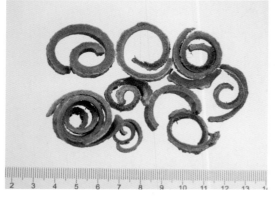

姜厚朴(凹叶厚朴 Magnolia officinalis var. biloba)

凹叶厚朴生于山坡、山谷、山麓或溪边杂木林中,多栽培山麓或村舍附近;分布于江苏、安徽、浙江、江西、福建、湖北、湖南、广西等省、自治区。

⊙【采收加工】

树皮5~6月剥取生长15~20年或以上的树皮、根皮及枝皮;剥下的皮,堆成堆,或放在土坑上,上面用青草覆盖,使其"发汗",而后取出晒干。用前刮去粗皮,洗净,润透,切片或切丝晒干。

⊙【药材性状】

1. 厚朴 卷筒状或双卷筒状,长15~25cm,厚0.35~0.50cm。外面灰棕色,粗糙呈鳞片状,多纵裂,有明显椭圆形或圆形皮孔,内面紫棕色,有细密纹理,划之显油痕。质紧硬,不易折断,断面外层颗粒状,内层裂片状,在阳光下见闪光结晶。亦有横切加工成饮片,厚0.2~0.3cm,平面螺旋状,断面外侧淡棕色,内侧紫棕色。气芳香,味微辛苦。

2. 凹叶厚朴 卷筒状。厚约0.4cm,外面淡棕色,多纵裂沟,皮孔大,开裂呈唇形。内面紫棕色,有密集纹理。折断后外层颗粒状,内层裂片状,阳光下见闪光点状结晶。气微芳香,味微苦。

⊙【炮制及饮片】

厚朴 刮去粗皮,洗净,润透,切丝,晒干。本品为弯曲丝条状,断面纤维性,外表面黄棕色,内表深紫褐色。

姜厚朴 取厚朴丝,加姜汁拌匀,置锅内,用文火炒至姜汁被吸尽至干时,取出,晾干。每100kg净厚朴,用生姜10kg或干姜3kg。本品为弯曲丝条状,断面纤维性,呈紫褐色。

⊙【性味功能】

味苦、辛,性温。有温中燥湿,下气散满,消积,破滞的功能。

⊙【主治用法】

用于胸腹胀满,反胃呕吐,食积不消,肠梗阻,痢疾,喘咳痰多等症。用量3~9g。

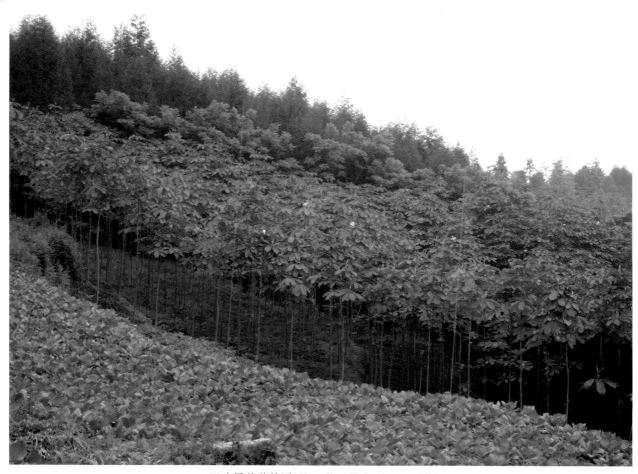

凹叶厚朴种植园 *Magnolia officinalis* var. *biloba*

厚朴花

厚朴花 Houpuhua

⊙【来源】

厚朴花为木兰科（Magnoliaceae）植物厚朴、凹叶厚朴的花蕾。

⊙【原植物】

1. 厚朴 *Magnolia officinalis* Rehd. et wils. 参见"厚朴"项。

2. 凹叶厚朴 *Magnolia officinalis* Rehd et Wils. var. *biloba* Rehd. et Wils. 参见"厚朴"项。

⊙【生境分布】

参见"厚朴"项。

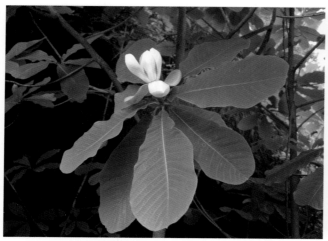

厚朴花枝 Magnolia officinalis

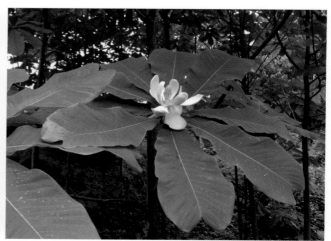

凹叶厚朴花枝 Magnolia officinalis var. biloba

⊙【采收加工】

春末夏初花蕾未开或稍开时摘下，稍蒸后，取出晒干或用文火烘干；或不蒸，直接将花焙干或烘干。

⊙【药材性状】

厚朴花长圆锥形，长3～6cm，中部直径1.2～2.5cm。苞片2层，有时外层脱落或全脱落，外层无毛，内层被灰绿色毛。深棕色至棕褐色。花被多为9片，3轮，肉质，外层的呈长方倒卵形，内层的呈匙形。雄蕊多数，花药条形，淡黄棕色，花丝宽而短。心皮多数，分离，螺旋状排列于圆锥形的花托上。花梗长0.5～2cm，密被灰黄色绒毛。质脆，易破碎。气香，味淡。

⊙【性味功能】

味苦，性微温。有理气，化湿的功能。

⊙【主治用法】

用于胸脘痞闷胀满，纳谷不香等症。用量3～9g。

厚朴花(厚朴 Magnolia officinalis)

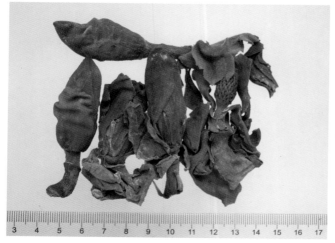

厚朴花(凹叶厚朴 Magnolia officinalis var. biloba)

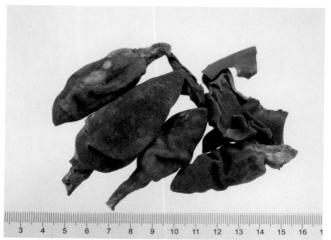

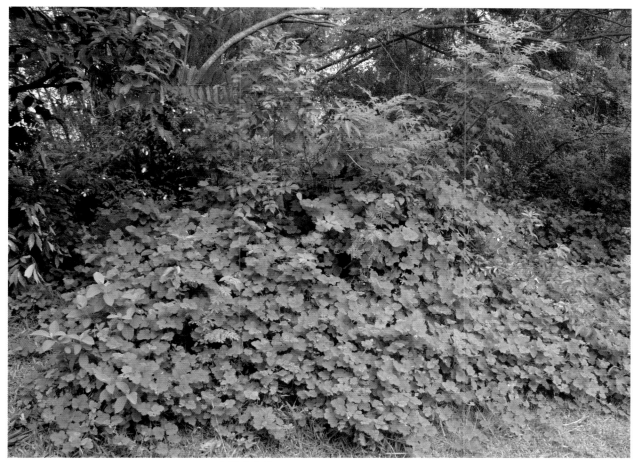

鸦胆子生境 *Brucea javanica*

鸦胆子

鸦胆子　　Yadanzi

⊙【来源】

鸦胆子为苦木科(Simaroubaceae)植物鸦胆子的干燥成熟果实。

⊙【原植物】

鸦胆子 *Brucea javanica* (L.) Merr. 别名：苦参子，老鸦胆。

半常绿灌木，高达3m。全株密被淡黄色柔毛。单数羽状复叶，叶柄长达14cm；小叶对生，7~11片，有短柄，小叶长卵形或长卵状披针形，长4~11cm，宽2~5cm，先端渐尖，基部圆形或楔形，常有偏斜，边缘有粗锯齿，两面被柔毛，下面脉上较密。圆锥花序腋生，花单性，雌雄异株或同株，稀两性，花小；雄花萼片4，披针形，被柔毛，有腺体；花瓣4，红黄色，披针形，外面中脉疏毛，边缘有柔毛和腺体；雄蕊4，着生于花盘下与萼片对生，花盘4裂，花药基生；雌花萼片4，三角形，被柔毛；子房4深裂，于花柱下弯处连合；两性花雄蕊几无花丝。核果长卵形或椭圆形，熟时黑色，干后皱缩。种子卵形。花期3~8月。果期4~10月。

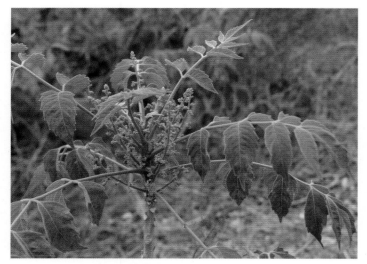

鸦胆子花枝 *Brucea javanica*

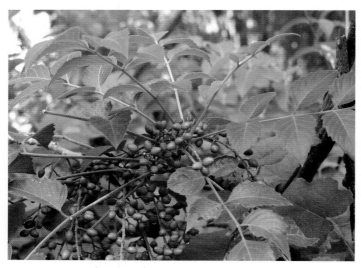

鸦胆子果枝 *Brucea javanica*

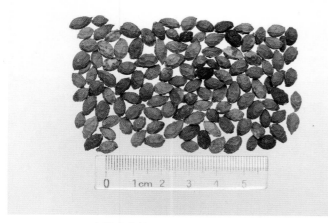

鸦胆子药材 *Brucea javanica*

⊙【生境分布】

生于海滨地带，丘陵地，林缘，灌丛中或平原。分布于福建、台湾、广东、海南、广西、云南等省区。

⊙【采收加工】

8~10月果实成熟时采收果实，除去枝叶等杂质，晒干。

⊙【药材性状】

鸦胆子卵形或椭圆形，稍扁，长0.6~1cm，直径4~7mm。黑色，未熟果实棕色或灰黄色，有皱纹，顶端有花柱残基，腹面两侧有棱线，基部圆，果肉易剥落，果梗坚硬，内面灰棕色。种子1，卵形，长4~7mm，直径3~5mm，乳白色或黄白色，有网纹，顶端短尖呈鸟嘴状，其下种脐长圆形，近基部有棕色合点，种脐与合点间有种脊，种皮薄，胚乳及胚多油性，气微特异，味极苦。

⊙【炮制及饮片】

除去果壳及杂质。临用时去果皮，药用其种子。

⊙【性味功能】

味苦，性寒，有毒。有清热燥湿，杀虫，解毒，止痢，止疟的功能。

⊙【主治用法】

用于阿米巴痢疾，疟疾。外用有腐蚀作用，用于赘疣，鸡眼等。用量0.5~2g。用龙眼肉包裹或制成胶囊吞服。外用适量。种子捣烂敷患处。孕妇、小儿慎服；脾胃虚弱、呕吐者忌用。

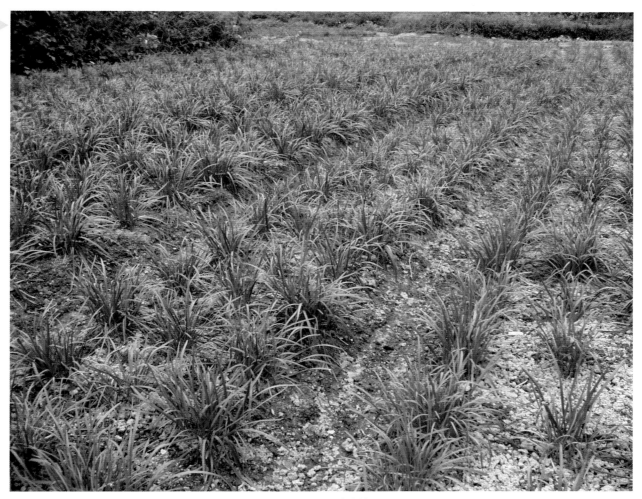

韭菜种植园 *Allium tuberosum*

韭菜子

韭菜子　Jiucaizi

⊙【来源】

韭菜子为百合科(Liliaceae)植物韭菜的干燥成熟种子。

⊙【原植物】

韭菜 *Allium tuberosum* Rottl. ex Spreng.

多年生草本。具倾斜的横生根状茎。鳞茎簇生，近圆柱形；鳞茎外皮黄褐色，破裂成网状或近网状的纤维质。叶线形，基生，扁平，实心，比花葶短，叶边缘平滑。花葶圆柱状，常具2纵棱，下部被叶鞘；总苞2裂，比花序短，宿存；伞形花序，半球形或近球形；花柄基部具小苞片；花白色或微带红色；花被片6，狭卵形至长圆状披针形；雄蕊6，花丝基部合生并与花被贴生；子房倒圆锥状球形，具3圆棱。蒴果，具倒心形的果瓣。花、果期7~9月。

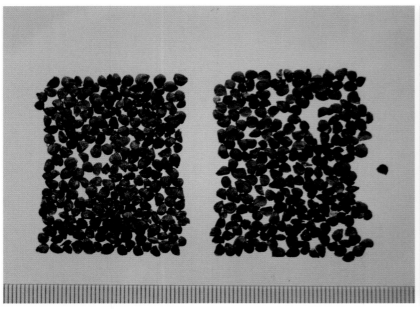

左为盐韭菜子,右为韭菜子 Allium tuberosum

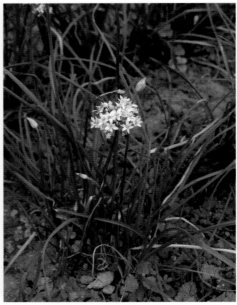

韭菜花株 Allium tuberosum

⊙【生境分布】

全国各地均有栽培。

⊙【采收加工】

秋季果实成熟时采收果序,晒干,搓出种子,除去杂质。

⊙【药材性状】

韭菜子扁卵形或近三角状扁卵形,稍扁,长 2~4mm,宽 1.5~3mm。黑色,一面凸起,粗糙,有细密的网状皱纹,另一面微凹,皱纹不甚明显。顶端钝,基部稍尖,有点状突起的种脐。质硬。胚乳灰白色,胚白色弯曲,子叶 1。气特异,味微辛。

⊙【炮制及饮片】

韭菜子 除去杂质。

盐韭菜子 取净韭菜子,加盐水拌匀,闷透,置锅内,以文火加热,炒干,取出,放凉。每100kg 净韭菜子,用食盐 2kg。

⊙【性味功能】

味辛、甘,性温。有温补肝肾,暖腰膝,壮阳固精的功能。

⊙【主治用法】

用于阳萎遗精,腰膝酸痛,遗尿,尿频,冷痛,白带过多,淋浊等。用量 3~9g,水煎服,或入丸、散。

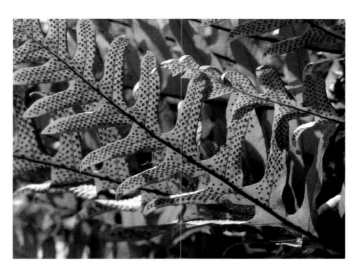

槲蕨孢子囊 *Drynaria fortunei*

骨碎补

骨碎补 Gusuibu

⊙【来源】

骨碎补为水龙骨科(Polypodiaceae)植物槲蕨的根茎。

⊙【原植物】

槲蕨*Drynaria fortunei* (Kunze) J. Smith
别名：爬岩姜。

多年生附生草本，高20~40cm。根茎粗壮，肉质，横走，密生棕黄色钻状披针形鳞片，有睫毛。叶二型，营养叶多数，厚革质，红棕色或灰褐色，无柄，宽卵形，长5~7cm，宽3~6cm，边缘羽状浅裂，叶脉明显。孢子叶绿色，厚纸质，有短柄，柄有翅，叶长圆形或长椭圆形，长20~40cm，宽10~20cm，羽状深裂，裂片互生，披针形，长4~10cm，宽1.5~2.5cm，先端尖，边缘有不规则浅波状齿；叶脉网状。孢子囊群圆形，黄褐色，生于小脉交叉点，沿中脉两侧各排成2~3行，无囊群盖。

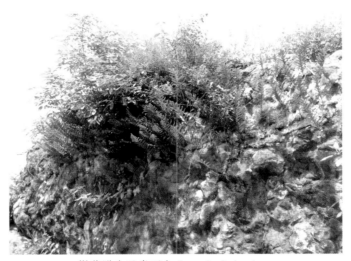

槲蕨附生于岩石上 *Drynaria fortunei*

⊙【生境分布】

附生于树干、山林石壁或墙上，分布于浙江、江西、福建、台湾、湖北、湖南、广东、广西、贵州、四川、云南等省区。

⊙【采收加工】

全年可采根茎，除去叶片及泥沙，晒干或蒸熟后晒干，或再用火燎毛茸。

⊙【药材性状】

根茎扁平长条状，多弯曲，有分枝，长4~15cm，宽1~1.5cm，厚2~4mm。表面淡棕色或暗棕色，密生棕色柔软如毛小鳞片，经火燎者呈棕色或暗褐色，两侧和上面

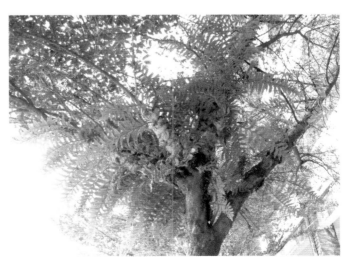

槲蕨附生于树上 *Drynaria fortunei*

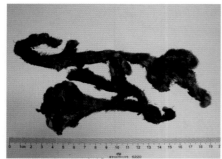
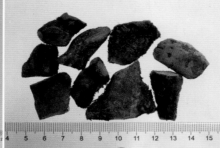
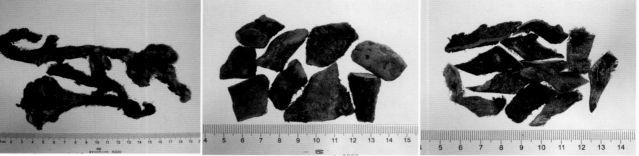

骨碎补药材 *Drynaria fortunei*　　　　烫骨碎补 *Drynaria fortunei*　　　　骨碎补饮片 *Drynaria fortunei*

有凸起叶痕及少数叶柄残基，下面残留短须根。质轻脆，易折断，断面红棕色，维管束黄色，排列成环状。气微，味淡，微涩。

⊙【炮制及饮片】

　　骨碎补　除去杂质，洗净，润透，切厚片，干燥。

　　烫骨碎补　取洁净河砂置锅内，一般用武火炒热后，加入净骨碎补或片，不断翻动，烫至表面鼓起，取出，筛去河砂，放凉，撞去毛。

⊙【性味功能】

　　味苦，性温。有补肾，壮骨，祛风湿，活血止痛的功能。

⊙【主治用法】

　　用于肾虚腰痛，久泻，风湿性关节炎，跌打损伤，瘀血作痛，牙痛，耳鸣，阑尾炎；外用于斑秃，鸡眼。用量3~10g。鲜品6~15g。外用适量研末敷或酒浸涂患处，也可用鲜品切断擦或捣粒敷患处。

混伪品

　　1. 《中国植物志》将槲蕨学名 *Drynaria fortunei* (Kunze) J. Smith 修订为 *Drynaria roosii* Diels。

　　2. 同科植物中华槲蕨 *Drynaria sinica* Diels (异名 *Drynaria baronii* Diels)易与槲蕨混淆，曾与槲蕨同为骨碎补基源植物。主要区别为：孢子囊群在主脉两侧各排1行。

中华槲蕨生境 *Drynaria sinica*　　　　　　　　　　中华槲蕨孢子囊 *Drynaria sinica*

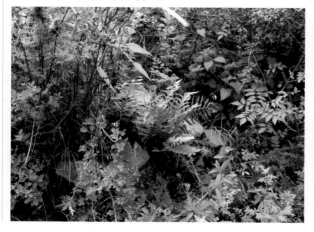
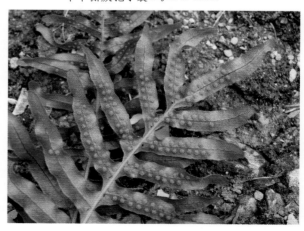

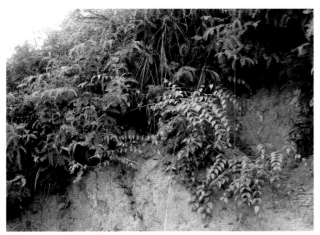

钩藤生境 Uncaria rhynchophylla

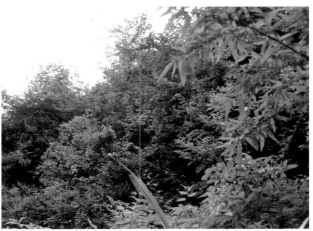

华钩藤生境 Uncaria sinensis

钩藤

钩藤 Gouteng

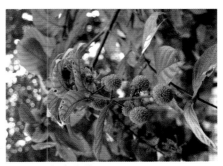

大叶钩藤 Uncaria macrophylla

⊙【来源】

钩藤为茜草科(Rubiaceae)植物钩藤、大叶钩藤、毛钩藤、无柄果钩藤和华钩藤的干燥带钩茎枝。

⊙【原植物】

1. 钩藤 Uncaria rhynchophylla（Miq.）Jacks. 别名：双钩藤，钓藤，圆钩藤。

攀援藤本，长达10m。钩与枝光滑无毛，幼时有白粉，变态枝呈钩状，成对或单生于叶腋，钩长1～2cm，向下弯曲，钩基部扁宽。叶对生，叶柄长8～12mm，托叶2深裂，裂片线状锥形，长6～12mm；叶纸质，椭圆形，长6～11cm，宽3～6cm，先端尾尖，基部宽楔形，全缘，上面光滑，下面脉腋内有束毛，稍带白粉，干后变褐红色。头状花序单生叶腋或为顶生总状花序，花序梗上有线形小苞片4～6；花冠长管状漏斗形，黄色，先端5裂，外生粉末状柔毛；雄蕊5；子房下位，2室，花柱伸出花冠外。蒴果倒圆锥形，长7～10mm，有疏柔毛。花期5～7月。果期10～11月。

2. 大叶钩藤 Uncaria macrophylla Wall. 别名：钩藤，方钩藤。

藤本，长12～15m；小枝稍扁，老枝四棱柱形。叶对生，革质，宽椭圆形或长椭圆形，长10～16cm，宽6～12cm，顶端急尖或圆，基部圆形或心形，上面光滑或沿中脉被短毛，下面被褐色短粗毛；叶柄粗壮，长6～10mm；托叶2裂，长8～10mm。头状花序球形，腋生和顶生，直径4～4.5cm；总花梗长3.5～6.5cm，与叶柄同被黄色粗毛；花5数，被褐色粗毛，有香气；萼筒筒状，裂片条状披针形，长约3mm；花冠淡黄色，长约15mm，裂片卵形，长约2mm。蒴

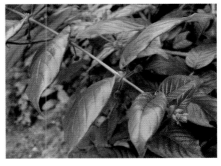

毛钩藤 Uncaria hirsuta

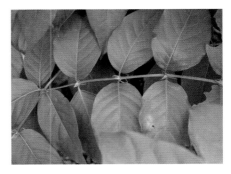

钩藤枝叶 Uncaria rhynchophylla

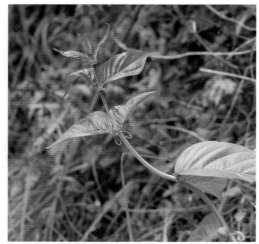

华钩藤枝叶 Uncaria sinensis

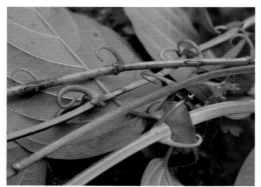

华钩藤带钩茎枝 Uncaria sinensis

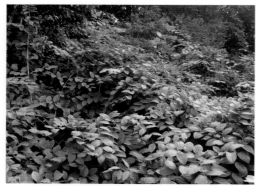

无柄果钩藤植株 Uncaria sessilifructus

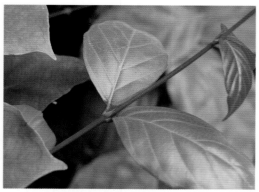

无柄果钩藤枝叶 Uncaria sessilifructus

果具明显的柄，纺锤形，长10～15mm，被毛。

3. 毛钩藤 Uncaria hirsuta Havil.

藤本，长3～5m；小枝四棱柱形或近圆柱形，初时与钩同被白毛，以后毛逐渐脱落。叶对生，革质，椭圆形或卵状披针形，长8～12cm，宽4～7cm，基部圆形或浅心形，上面近无毛或粗糙，下面被长粗毛；叶柄长5mm；托叶2裂。头状花序，球形，单个腋生或顶生，直径4.5～5cm；总花梗被毛，长3～5cm，中部着生6枚以上的苞片；花5数；花萼长6～8mm，密被粗毛；花冠淡黄或淡红色，长1.5cm，外面密被粗毛；尤以裂片上较密。蒴果纺锤形，长10～12mm，直径约5mm，被疏粗毛。

4. 无柄果钩藤 Uncaria sessilifructus Roxb. 别名：白钩藤

大藤本，嫩枝较纤细，略有4棱角或方柱形，微被短柔毛。叶近革质，卵形、椭圆形或椭圆状长圆形，长8～12cm，宽4～6.5cm，顶端短尖或渐尖，基部圆至楔形，两面均无毛，下面常有蜡被，干时常为粉白色；侧脉4～7对，下面脉上无毛或被短柔毛，脉腋窝陷，其中有黏液毛；叶柄长5～10mm，无毛；托叶窄三角形，深2裂达全长2/3以上，外面无毛或疏被短柔毛，内面基部有黏液毛，裂片窄三角形。头状花序不计花冠直径5～10mm，单生叶腋，总花梗具一节，或成单聚伞状排列，总花梗腋生，长达15cm；小苞片线形或有时近匙形；花无梗；花萼管长1～2mm，外面有稠密苍白色毛，萼裂片线状长圆形，顶端钝，长1mm，通常有稀疏或稠密短柔毛；花冠黄白色，高脚碟状，花管长6～10mm，外面无毛或被疏柔毛，花冠裂片长圆形，长2mm，外面有明显苍白色或金黄色的绢毛；花柱伸出冠喉外，柱头长棒状。果序直径2.5～3.5cm；小蒴果长10～14mm，微被短柔毛，宿存萼裂片舌状，长约1mm，略呈星状展开。花果期3～12月。

5. 华钩藤 Uncaria sinensis Havil.

木质藤本，高达3m，小枝四方形，全体光滑无毛；钩近于叶腋生，长约1.5cm。叶对生；叶片卵形或卵状椭圆形，先端渐尖，基部圆形，全缘；叶柄长约1cm；托叶膜质，圆形，外反. 头状花状。花序柄长5～8cm，无毛；花萼管状，先端5裂，裂片长椭圆形或卵形，密被灰色小粗毛；花冠管状，先端5裂，裂片圆形；雄蕊5，生于花冠管喉部，花丝比花药短；子房下位，花柱线形，伸出花冠管外. 蒴果棒状，被紧贴的长柔毛。种子细小，两端有翅，花期6～7月，果期10～11月。

以上5种钩藤基源植物检索表：

1. 花有梗；蒴果有柄；托叶2深裂，叶近革质…………………………………………………………………………………………………大叶钩藤Uncaria macrophylla

1. 花无梗；蒴果无柄或近无柄。

2. 叶密被柔毛或硬毛，革质；幼枝被硬毛·················
······················毛钩藤Uncaria hirsuta

2. 叶两面无毛，或脉上及脉腋有疏柔毛、粘液毛。

3. 托叶全缘或微缺，宽三角形或半圆形·········华钩藤Uncaria sinensis

3. 托叶2深裂，窄三角形、三角形、卵形。

4. 叶近革质，稍粉白色；花序梗长8～15厘米·············
·····················无柄果钩藤 Uncaria sessilifructus

4. 叶纸质或薄纸质；花序梗长4～7厘米·················
······················钩藤Uncaria rhynchophylla

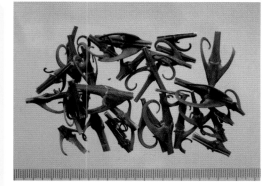

钩藤药材(大叶钩藤 Uncaria macrophylla)

◉ 【生境分布】

钩藤生于山谷疏林中，分布于陕西、安徽、浙江、江西、福建、台湾、湖北、湖南、广东、广西、四川、贵州、云南等省区。

大叶钩藤生于潮湿林下或灌丛，分布于广东、广西、云南等省区。

毛钩藤生于山谷林下，溪畔或灌丛中，分布于台湾、福建、广东、广西、贵州等省区.

无柄果钩藤生于密林下或林谷灌丛中，分布于广西、云南等省区。

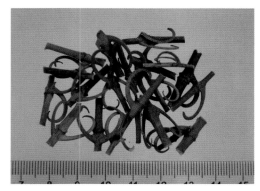

钩藤药材(钩藤 Uncaria rhynchophylla)

华钩藤生于山谷疏林中，分布于湖南、湖北、广西、四川、贵州、云南等省区。

◉ 【采收加工】

春、秋季，割下带钩的藤，除去叶片，晒干，或置锅内蒸后再晒干，使其色泽油润光滑。

◉ 【药材性状】

钩藤茎枝呈圆柱形或类方柱形，长2～3cm，直径0.2～0.5cm。表面红棕色至紫红色者具细纵纹，光滑无毛，黄绿色至灰褐色者有时可见白色点状皮孔，被黄褐色柔毛。多数枝节上对生两个向下弯曲的钩（不育花序梗），或仅一侧有钩，另一侧为凸起的疤痕；钩略扁或稍圆，先端细尖，基部较阔；钩基部的枝上可见叶柄脱落后的窝点状痕迹和环状的托叶痕。质坚韧，断面黄棕色，皮部纤维性，髓部黄白色或中空。无臭，味淡。

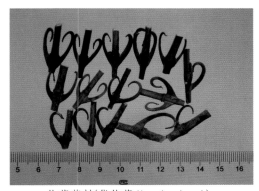

钩藤药材(华钩藤 Uncaria sinensis)

◉ 【性味功能】

味甘，性凉。有清热平肝，息风定惊的功能。

◉ 【主治用法】

用于头痛眩晕，感冒夹凉，惊挛，惊痫抽搐，妊娠子痫，高血压症等。用量3～12g。入煎剂宜后下。

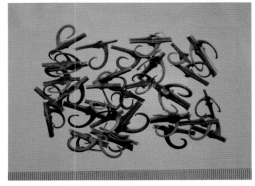

钩藤药材(无柄果钩藤 Uncaria sessilifructus)

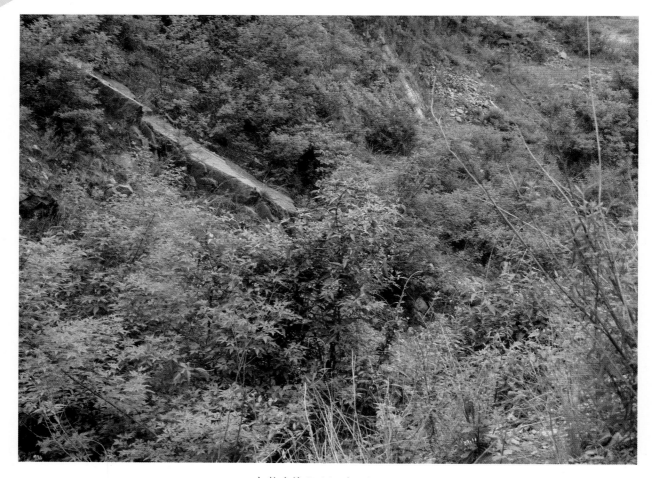

杠柳生境 *Periploca sepium*

香加皮

香加皮　Xiangjiapi

◉【来源】

香加皮为萝摩科(Asclepiadaceae)植物杠柳的根皮。

◉【原植物】

杠柳 *Periploca sepium* Bge. 别名：香加皮、北五加皮。

落叶蔓生灌木，高达2m，全株有乳汁。茎深紫色或灰褐色，小枝多对生，有皮孔。叶对生，叶柄长约3mm，叶卵状长圆形、披针形或长圆状披针形，长4~10cm，宽1~2.5cm，先端渐尖，基部楔形，全缘，上面深绿色，有光泽。聚伞花序腋生，花数朵；总花梗细长、小花梗稍短；花萼5深裂，裂片卵圆形，花萼内面基部有10枚小腺体；花冠紫红色，5深裂，裂片内有长柔毛，外有紫褐斑，近边缘密被白色细长毛，花开放后裂片向外卷；副花冠环状10裂，其中5裂延伸，丝状，被短柔毛；雄蕊5，着生于副花冠内面并合生，花药粘连并包围柱头，背面被长柔毛。心皮离生，柱头盘状。蓇葖果2，圆柱状，长7~12cm，成熟时褐色。种子长圆形，长约7mm，黑褐色，顶端有白色绢质种毛，长约3cm。花期5~6。果期7~9月。

针形近相等，约为全长2/3，果时基部膨大；花冠淡紫色，稀为白色，长0.6~0.8cm，伸出苞外，外被微柔毛，内面在下唇之下方冠筒上簇生长柔毛，冠筒基部具1圈长毛环，余部脉上具疏短毛茸，下唇中裂片边缘具不规则圆或尖锯齿，先端凹入。雄蕊、雌蕊内藏，退化雄蕊2，发育2药室近相等，花丝极短无毛，着生于花冠筒内。柱头2裂，反卷。花盘前方指状膨大。小坚果扁圆球形，直径0.9~1.4 mm，表面具疏网纹。网眼内平坦，具疣状突起。花期6月。

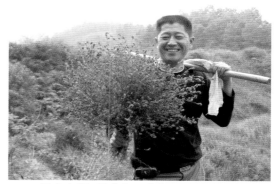

周康友(编者)考察石香薷 *Mosla chinensis*

⊙【生境分布】

生长于荒地、田边、山边草丛等地；有栽培。分布于长江流域以南各省区。

⊙【采收加工】

夏季开花前，采收全草。除去根部，晒干。

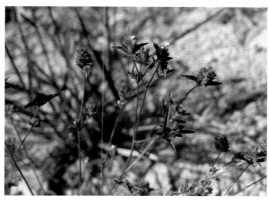

石香薷植株 *Mosla chinensis*

⊙【药材性状】

香薷全长26~30cm。茎方柱形或近圆形，直径1~2mm，基部紫棕色，上部黄绿色，节间长3~5cm。叶多皱缩或脱落，灰绿色或绿色，展开后叶片呈披针形，边缘有疏齿，两面被疏柔毛及腺点，总状花序头状。质脆易碎。气香，味辛凉。以枝嫩，穗多，香气浓者为佳。

⊙【炮制及饮片】

除去残根及杂质，切段。

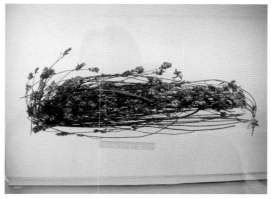

香薷药材 *Mosla chinensis*

⊙【性味功能】

味辛，性微温。有发汗解表，祛暑化湿，利尿消肿的功能。

⊙【主治用法】

用于暑湿感冒，发热无汗，头痛，腹痛吐泻，水肿。用量3~9g。

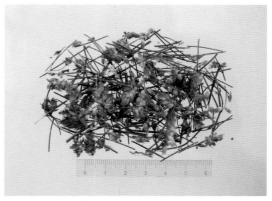

香薷饮片 *Mosla chinensis*

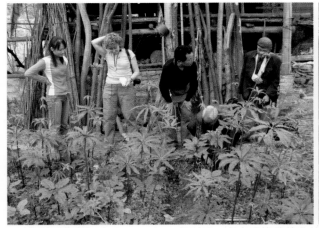

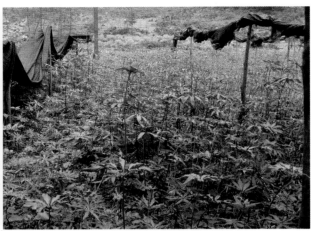

刘期福（编者）及 Christine Leon（顾问）考察重楼种植基地　　　　四川省彭州重楼驯育基地

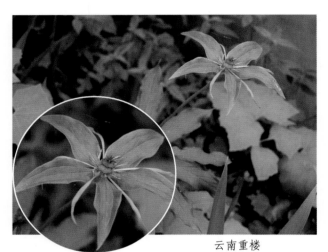

云南重楼
Paris polyphylla var. *yunnanensis*

▲云南重楼花特写

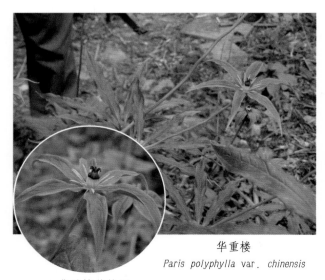

华重楼
Paris polyphylla var. *chinensis*

▲华重楼花特写

重楼

重楼 Chonglou

⊙【来源】

重楼为百合科（Liliaceae）植物华重楼、云南重楼的干燥根茎。

⊙【原植物】

1. 华重楼 *Paris polyphylla* Smith var. *chinensis* (Franch.) Hara 别名：七叶一枝花。

多年生草本，高30～100cm。根茎肥厚，黄褐色，结节明显，生须根，粗达3cm。茎直立，圆柱形，基部带紫红色，有1～3片膜质叶鞘包茎。叶5～8，通常7片轮生于茎顶；叶柄长0.5～1.8cm；叶片纸质或膜质，长圆状披针形或倒披针形，长7～17cm，宽2.5～5cm，先端渐尖，基部楔形。花黄绿色，花葶由茎顶抽出。花两性，外轮花被片4～6，叶状，长卵形或卵状披针形，长3～7cm；内轮花被片4～6，细线形，短于外轮花被片；雄蕊8～10，花丝较短，花药长为花丝的3～4倍；子房近球形，有棱；花柱短，有向外反卷的分枝，蒴果球形，成熟时瓣裂；种子多数，有鲜红色多汁外种皮。花期5～7月。果期8～9月。

2. 云南重楼 *Paris polyphylla* Smith var.

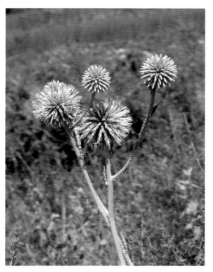

华东蓝刺头 Echinops grijisii

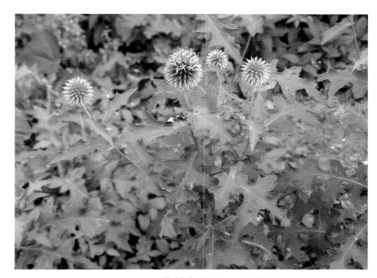

蓝刺头 Echinops latifolius

【药材性状】

漏芦类圆柱形，稍扭曲，长 10～25cm，直径 0.5～1.5cm，灰黄色或灰褐色，具纵皱纹，顶端有纤维状棕色硬毛。质硬，不易折断，断面皮部褐色，木部呈黄黑相间的放射状纹理。气微，味微涩。

【炮制及饮片】

除去杂质，洗净，润透，切厚片，晒干。

【性味功能】

味咸、苦，性寒。有清热解毒，消肿，通乳，舒筋通脉的功能。

【主治用法】

用于诸疮痈肿，乳痈肿痛，乳汁不通，瘰疬疮毒等症。用量 4.5～9g。

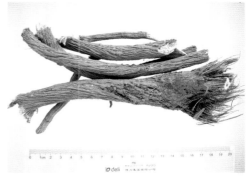

禹州漏芦药材(华东蓝刺头 Echinops grijisii)

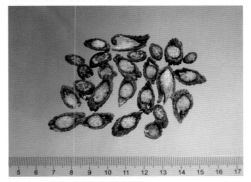

禹州漏芦饮片(华东蓝刺头 Echinops grijisii)

 混伪品

蓝刺头或华东蓝刺头植物的干燥根曾与同科植物祁州漏芦Rhaponticum uniflorum DC.的根同为中药漏芦的基源植物。参见"漏芦"项。

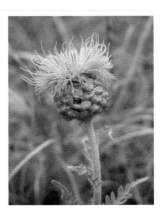

祁州漏芦 Rhaponticum uniflorum

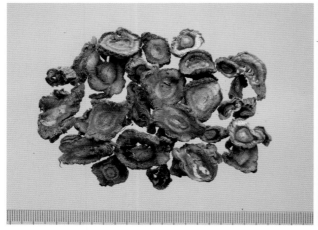

独活饮片 Angelica biserrata

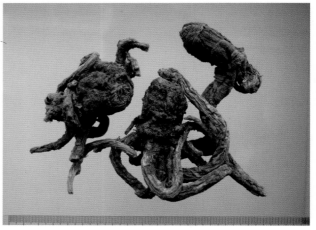

独活药材 Angelica biserrata

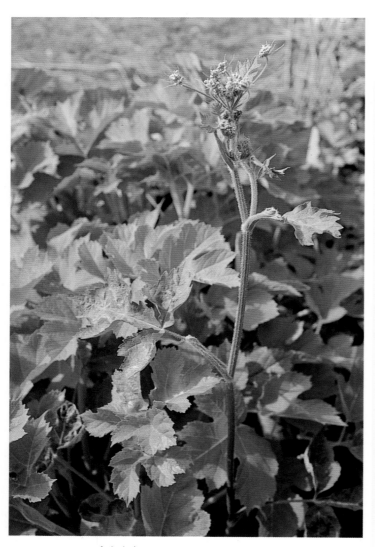

重齿当归 Angelica biserrata

独活

独活 Duhuo

⊙【来源】

独活为伞形科(Umbelliferae) 重齿当归的干燥根。

⊙【原植物】

重齿当归 Angelica biserrata (Shan et Yuan) Yuan et Shan 别名：重齿毛当归。

多年生高大草本。根茎圆柱形，棕褐色，长至15cm，径1~2.5cm，有特殊香气。茎高1~2m，粗至1.5cm，中空，常带紫色，光滑或稍有浅纵沟纹，上部有短糙毛。叶二回三出式羽状全裂，宽卵形，长20~30(~40)cm，宽15~25cm；茎生叶叶柄长30~50cm，基部膨大成5~7cm的长管状、半抱茎的厚膜质叶鞘，开展，背面无毛或稍被短柔毛，末回裂片膜质，卵圆形至长椭圆形，长5.5~18cm，宽3~6.5cm，顶端渐尖，基部楔形，边缘有不整齐的尖锯齿或重锯齿，齿端有内曲的短尖头，顶生的末回裂片多3深裂，基部常沿叶轴下延成翅状，侧生的具短柄或无柄，两面沿叶脉及边缘有短柔毛。序托叶简化成囊状膨大的叶鞘，无毛，偶被疏短毛。复伞形花序顶生和侧生，花序梗长5～16（～20）cm，密被短糙毛；总苞片1，长钻形，有缘毛；伞幅10～25，长1.5～5cm，密被短糙毛；伞形花序有花17～28（～36）朵；小苞片5～10，阔披针形，比花柄短，顶端有长尖，背面及边缘被短毛；花白色，无萼齿，花瓣倒卵形，顶端内凹，花柱基部扁圆盘状。果实椭圆形，长6～8mm，宽3～5mm，侧翅与果体等宽或略狭，背棱线形，隆起，棱槽间有油管（1～）2～3，合生面油管2～4（～6）。花期8～9月，果期9～10月。

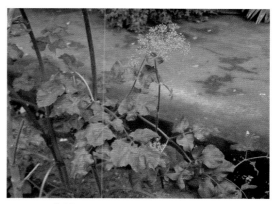

独活 Heracleum hemsleyanum

⊙【生境分布】

生于阴湿山坡、林下草丛中或稀疏灌丛中。分布于四川、湖北、江西、安徽、浙江等省。

⊙【采收加工】

春初苗刚发芽或秋末茎叶枯萎时采挖，除去须根及泥沙，烘至半干，堆置2～3天，发软后再烘至全干。

⊙【药材性状】

独活呈圆柱形，下部2～3分枝或更多，长10～30cm。根头部膨大，圆锥状，多横皱纹，直径1.5～3cm，顶端有茎、叶的残基或凹陷，灰褐色或棕褐色，具纵皱纹，有隆起的横长皮孔及稍突起的细根痕。质较硬，受潮则变软，断面皮部灰白色，有多数散在的棕色油室，木部灰黄色至黄棕色，形成层环棕色。有特异香气，味苦辛、微麻舌。

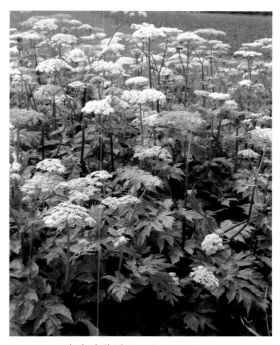

渐尖叶独活 Heracleum acuminatum

⊙【炮制及饮片】

除去杂质，洗净，润透，切薄片，晒干或低温干燥。

⊙【性味功能】

味辛、苦，性微温。有祛风除湿，通痹止痛的功能。

⊙【主治用法】

用于风寒湿痹，腰膝疼痛，少阴伏风头痛等症。用量3～9g。

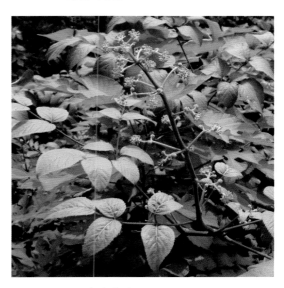

九眼独活 Aralia fargesii

混 伪 品

伞形科植物独活 Heracleum hemsleyanum Diels、渐尖叶独活 Heracleum acuminatum Franch 的干燥根以牛尾独活入药；五加科植物食用土当归 Aralia cordata Thunb.、九眼独活 Aralia fargesii Franch. 的干燥根以九眼独活入药。以上多种独活类药材的基源植物检索表：

1. 伞形花序，果实为双悬果

2. 伞形花序的外缘花不具辐射瓣，花瓣不分裂·····································重齿当归 Angelica biserrata

2. 伞形花序的外缘花具辐射瓣，辐射瓣常2分裂

3. 裂片长卵形或披针形·····································渐尖叶独活 Heracleum acuminatum

3. 裂片宽卵形至卵圆形·····································独活 Heracleum hemsleyanum

1. 圆锥状花序，果实为浆果

4. 花瓣白色·····································食用土当归 Aralia cordata

4. 花瓣紫色·····································九眼独活 Aralia fargesii

食用土当归 Aralia cordata

九眼独活花枝 Aralia fargesii

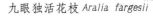

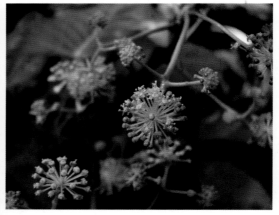

食用土当归花枝 Aralia cordata

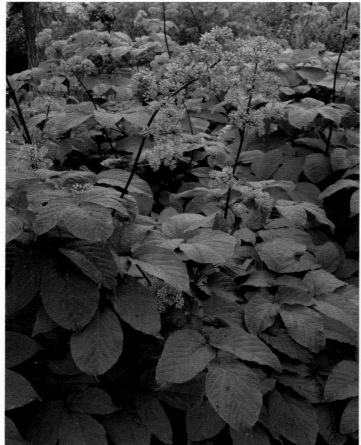

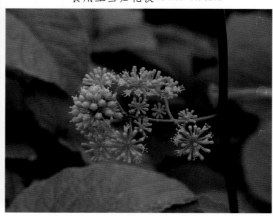

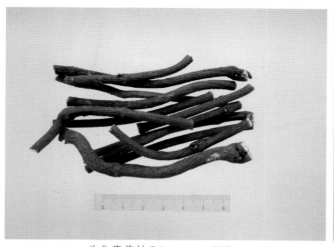

首乌藤药材 *Polygonum multiflorum*

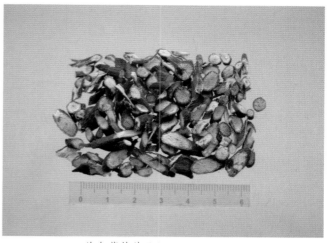

首乌藤饮片 *Polygonum multiflorum*

⊙【生境分布】

生于山坡、石缝、林下。分布于河北、河南、山东、江苏、安徽、浙江、江西、福建、台湾、湖北、湖南、广东、广西、四川、贵州、云南等省。

⊙【采收加工】

秋、冬二季采割,除去残叶,捆成把,干燥。

⊙【药材性状】

首乌藤长圆柱形,稍扭曲,具分枝,长短不一,直径4~7mm。紫红色至紫褐色,粗糙,具扭曲的纵皱纹。节部略膨大,有侧枝痕。外皮菲薄,可剥离。质脆,易折断,断面皮部紫红色,木部黄白色或淡棕色,导管孔明显,髓部疏松,类白色。无臭,味微苦涩。

⊙【炮制及饮片】

除去杂质,洗净,切段,晒干。

⊙【性味功能】

味甘,性平。有养血安神,祛风通络的功能。

⊙【主治用法】

用于失眠多梦,血虚身痛,风湿痹痛;外治皮肤瘙痒。用量9~15g;外用适量,煎水洗患处。

何首乌花枝 *Polygonum multiflorum*

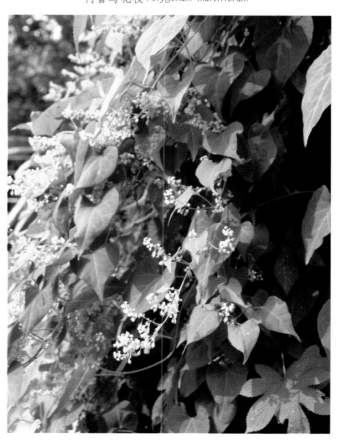

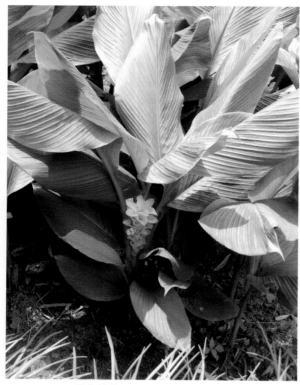

姜黄植株 *Curcuma longa*

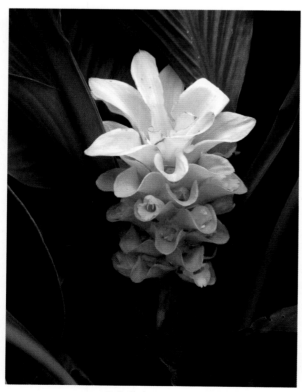

姜黄花序 *Curcuma longa*

姜黄

姜黄 *Jiang huang*

⊙【来源】

姜黄为姜科(Zingiberaceae)植物姜黄的干燥根茎。

⊙【原植物】

姜黄 *Curcuma longa* L. 别名：黄丝郁金，郁金，黄姜。

多年生草本，高80～120cm。须根粗壮，末端膨大成纺锤状的块根。根茎肥厚，多汁，断面橙黄色。有叶片4～7，二列，叶柄与叶片等长或较短；叶片窄椭圆形，长20～50cm，宽5～15cm，先端渐尖，基部楔形，下延至叶柄，上面黄绿色，下面浅绿色，无毛。圆柱状穗状花序于叶鞘中央抽出，长12～20cm，缨部苞片粉红色或淡红紫色，长椭圆形，长4～6cm，宽1.0～1.5cm，腋内无花，中下部苞片卵形至近圆形，长3～4cm，先端圆或钝尖，嫩绿色或绿白色，腋内有花数朵；有小苞片数枚，长椭圆形，透明白色；花萼筒绿白色，具3齿；花冠管长约1.5cm，漏斗形，淡黄色，侧生退化雄蕊花瓣状，黄色；唇瓣近圆形，长约1.2cm，外折，先端具不明显的3浅裂，黄色，中间棕黄色；能育雄蕊1枚，花丝短而扁平，花

药长圆形，基部有距；子房下位，柱头稍膨大。

⊙【生境分布】

多栽培于田园。分布于福建、台湾、四川、云南、广东、广西、海南等省。

⊙【采收加工】

冬季茎叶枯萎时采挖，洗净，煮或蒸至透心，晒干，除去须根。

⊙【药材性状】

姜黄不规则卵圆形、圆柱形或纺锤形，常弯曲，有的具短叉状分枝，长2~5cm，直径1~3cm。深黄色，粗糙，有皱缩纹理和明显环节，并有圆形分枝痕及须根痕。质坚实，不易折断，断面棕黄色至金黄色，角质样，有蜡样光泽，内皮层环纹明显，维管束呈点状散在。气香特异，味苦、辛。

⊙【炮制及饮片】

除去杂质，略泡，洗净，润透，切厚片，晒干。

⊙【性味功能】

味辛、苦，性温。有破血行气，通经止痛，祛风的功能。

⊙【主治用法】

用于血瘀气滞，胸肋刺痛，经闭腹痛，腹中肿块，跌打肿痛，产后瘀阻。用量6~12g；外用适量，煎洗患处。

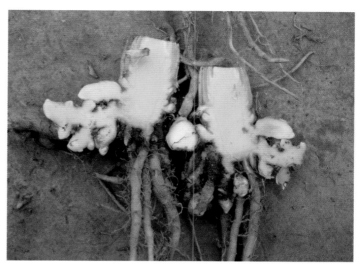

姜黄根茎鲜切面 *Curcuma longa*

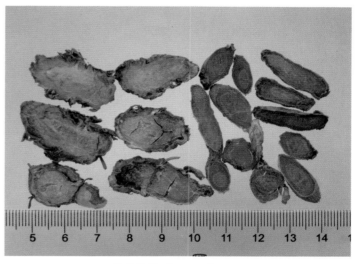

姜黄饮片 *Curcuma longa*

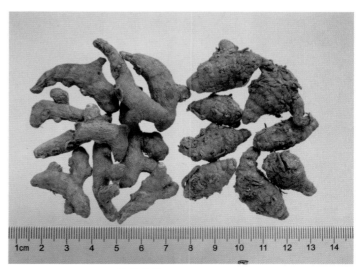

姜黄药材 *Curcuma longa*

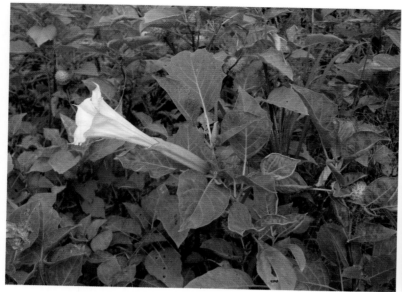

白花曼陀罗花枝 *Datura metel*

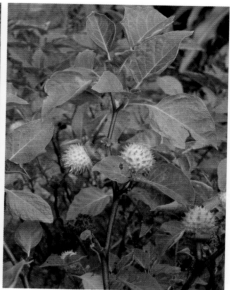

白花曼陀罗果枝 *Datura metel*

洋金花

洋金花　*Yangjinhua*

⊙【来源】

洋金花为茄科(Solanaceae)植物白花曼陀罗的花。

⊙【原植物】

白花曼陀罗 *Datura metel* L. 别名：南洋金花。

一年生草本，高0.5～2cm，全株近无毛。茎直立，上部叉状分枝，幼枝稍紫色，茎基部稍木质化。叶互生或上部近假对生，叶柄长2～6cm；叶卵形或宽卵形，长8～14cm，宽5～7cm，先端渐尖或锐尖，基部不对称楔形，全缘或有少数波状短齿，两面无毛或有疏毛，叶脉在背面隆起。花单生于枝叉间或叶腋；花梗有白色短柔毛；花萼筒状，长4～6.5cm，5裂，裂片狭三角形；花冠漏斗状，白色，先端直径5～7cm，裂片5，三角状；雄蕊5，内藏；花药扁线形；子房球形，疏生短刺毛，2室，柱头盾形。蒴果圆球形或稍扁球形，直径约3cm，疏生短刺，成熟时成向上部开裂。种子多数，扁三角状，淡褐色。花、果期4～10月。

⊙【生境分布】

生于山坡、草地、田间、路旁及水沟边，分布于长江以南各地区；

⊙【采收加工】

夏季花初开时采收，每日早晨露水干后，将初开放花朵采下，摊在席上晒干、阴干或低温干燥，也可捆把晒干。

⊙ 【药材性状】

洋金花花朵多皱缩成条状，花萼筒状，多摘除，少数留存。黄绿色，有茸毛；花冠漏头状，5裂，长12～13cm，黄棕色，陈者深棕色，花冠筒上有5条粗棱线，雄蕊约1/2长贴生于花冠上。气微，味微苦。

⊙ 【性味功能】

味辛，性温；有毒。有平喘止咳，麻醉，镇痛，解痉的功能。

⊙ 【主治用法】

用于哮喘咳嗽，脘腹冷痛，风湿痹痛，外科麻醉。用量0.3～0.6g。外感及痰热咳喘、青光眼、高血压及心动过速患者禁用；肾功能不正常、体弱及孕妇慎用。

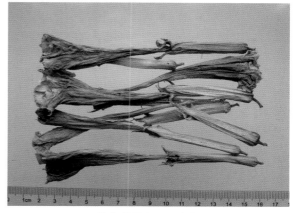

洋金花 *Datura metel*

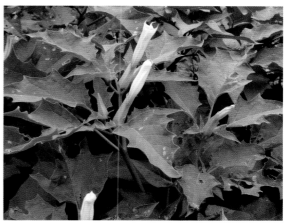

曼陀罗 *Datura stramonium*

同科植物毛曼陀罗 *Datura innoxia* 与曼陀罗 *Datura stramonium* 易与白花曼陀罗混淆，它们主要区别为：

    1. 蒴果熟时规则4裂；花冠长不及11cm·············
·······················曼陀罗 *Datura stramonium*

    1. 蒴果熟时上部作不规则开裂；花冠长于11cm

    2. 植株密被白色细腺毛及短柔毛·············
·······················毛曼陀罗 *Datura innoxia*

    2. 植株光滑无毛·····························
·······················白花曼陀罗 *Datura metel*

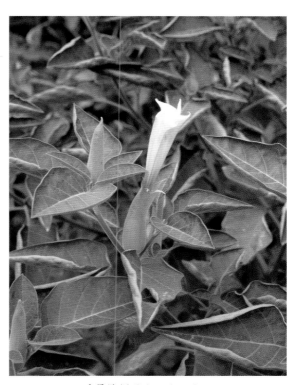

毛曼陀罗 *Datura innoxia*

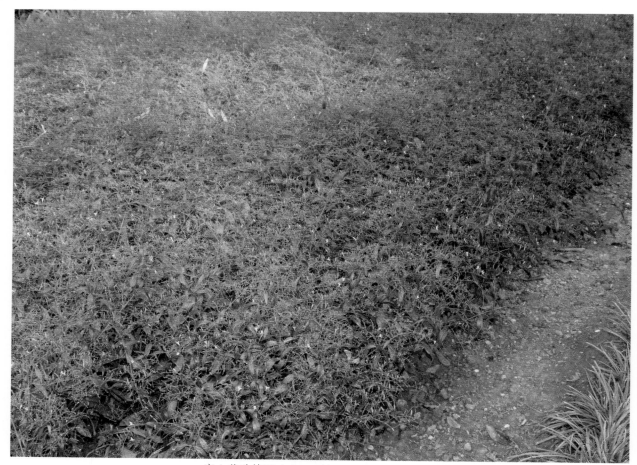

穿心莲种植园 *Andrographis paniculata*

穿心莲

穿心莲　Chuanxinlian

⊙【来源】

穿心莲为爵床科(Acanthaceae)植物穿心莲的干燥地上部分。

⊙【原植物】

穿心莲 *Andrographis paniculata*（Burm. f.）Nees　别名：一见喜、榄核莲、斩蛇剑、苦草。

多年生草本，高50~100cm，全株味极苦。茎直立，多分枝，四棱形，绿色，节间长4.5~6cm，节稍膨大，幼时节上有短柔毛，老时光滑，茎基无毛。单叶对生，纸质，叶柄长约4mm，或近无柄；叶披针形至狭披针形，长3~12cm，宽0.5~5cm，先端渐尖，基部楔形而下延，全缘或浅波状，上面光亮，深绿色，下面灰绿色。圆锥形总状花序顶生或腋生，花梗长3~6mm或更长；苞片披针形，小苞片钻形；花萼裂片披针形，长1.5~3mm，有腺毛；花冠二唇形，白色，上唇2齿裂，下唇3深裂，中裂片中央有2块紫黑色斑纹；雄蕊2，花丝有长软毛，花药紫黑色；子房上位，基部稍有柔毛，2室，每室胚珠多

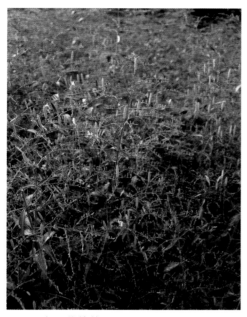

穿心莲植株 Andrographis paniculata

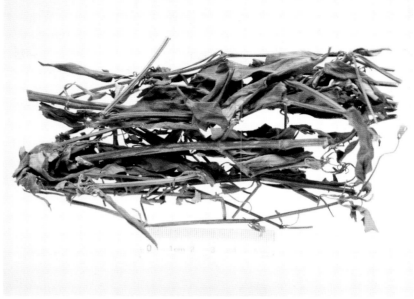

穿心莲药材 Andrographis paniculata

数。蒴果长椭圆形，长达2cm，有纵槽2条，幼时有腺毛，果熟后开裂成2果瓣。种子多数，近正方形，有皱纹，黄色或深褐色。花期8～9月。果期9～10月。

⊙【生境分布】

生于湿热平原或丘陵地区，多为栽培。分布于安徽、浙江、江西、福建、湖南、广东、广西、四川、海南等省区。

⊙【采收加工】

夏秋季茎叶茂盛时采集地上部分，除去杂质，晒干。

⊙【药材性状】

穿心莲全草长50～70cm。茎枝四棱形，多分枝，节膨大，质脆，易折断，节间长4～6cm。单叶对生，叶柄短或近无柄；叶片皱缩或破碎。完整叶片展开披针形或卵状披针形，长3～12cm，宽2～5cm，先端渐尖，基部楔形而下延，全缘或浅波状；上面绿色，下面灰绿色，两面光滑。气微，味极苦。

⊙【炮制及饮片】

除去杂质，洗净，切段，干燥。

⊙【性味功能】

味苦，性寒。有清热，解毒，消炎，凉血，消肿的功能。

⊙【主治用法】

用于感冒发热，扁桃腺炎，咽喉炎，支气管炎，肺炎，肠炎，泄泻痢疾，胆囊炎，化脓性中耳炎，尿路感染，痈肿疮疡，水火烫伤，热淋涩痛，外伤感染，阴囊湿疹，毒蛇咬伤。用量3～9g，水煎服。外用适量。

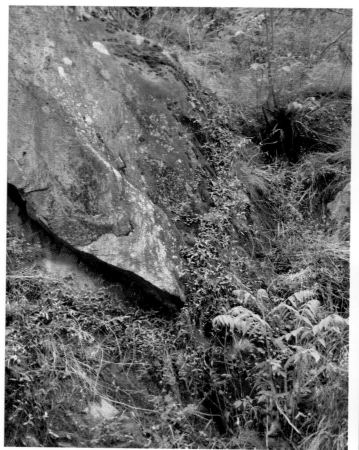

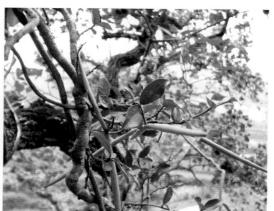

络石藤果枝 *Trachelospermum jasminoides*

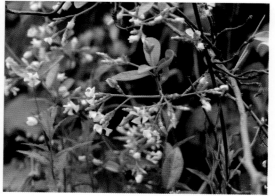

络石藤生境 *Trachelospermum jasminoides*

络石藤花枝 *Trachelospermum jasminoides*

络石藤

络石藤　Luoshiteng

⊙【来源】

络石藤为夹竹桃科(Apocynaceae)植物络石藤的茎及叶。

⊙【原植物】

络石藤 *Trachelospermum jasminoides* Lem. 别名：爬墙虎，石龙藤，感冒藤。

常绿木质藤本，长达10cm，具乳汁。茎褐色，多分枝，嫩枝被柔毛。叶对生，具短柄，幼时被灰褐色柔毛，后脱落；叶片卵状披针形或椭圆形，长2~10 cm，宽1~4.5 cm，先端短尖或钝圆，基部宽楔形或圆形，全缘，表面深绿色，背面淡绿色，被细柔毛。聚伞花序腋生或顶生；花白色，高脚碟状，萼小，5深裂；花管外被细柔毛，筒中部膨大；花冠反卷，5裂，右向旋转排列，花冠外面和喉部也有柔毛；雄蕊5，着生在花冠筒中部，花药顶端不伸出花冠喉部外；花盘环状5裂，与子房等长；心皮2，胚珠多数。蓇葖果长圆形，长约15mm，近于水平展开。种子线形而扁，褐色，顶端具种毛。花期4~5月，果熟期10月。

⊙【生境分布】

常攀缓附生在石上、墙上或其它植物上。除新疆、青海、西藏及东北地区外，全国大部分省区均有分布。

⊙【采收加工】

秋季落叶前，采收茎叶，晒干。

⊙【药材性状】

络石藤圆柱形，弯曲，多分枝，长短不一，直径1~5mm；红褐色，有点状皮孔及不定根；质硬，断面淡黄白色，常中空。叶对生，有短柄；展平后叶片呈椭圆形或卵状披针形，长1~8cm，宽0.7~3.5cm；全缘，略反卷，上表面暗绿色或棕绿色，下表面色较淡，革质。气微，味微苦。

⊙【炮制及饮片】

除去杂质，洗净，稍润，切段，干燥。

⊙【性味功能】

味苦，性平。有祛风通络，凉血消肿功能。

⊙【主治用法】

用于风湿性关节痛，腰膝酸疼，扁桃体肿大，痈肿。用量5~10g，水煎服。

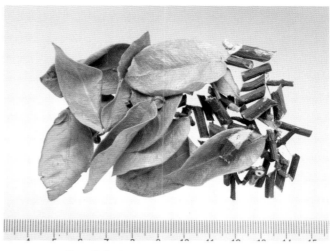

络石藤饮片 *Trachelospermum jasminoides*

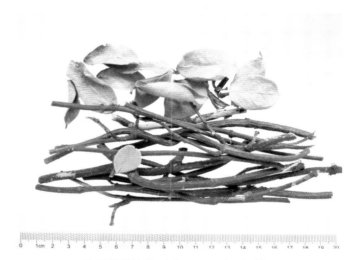

络石藤药材 *Trachelospermum jasminoides*

混伪品

薜荔果枝 *Ficus pumila*

桑科植物薜荔 *Ficus pumila* 的的茎及叶常被混淆供药用。该植物为常绿攀援灌木，有乳汁。不育幼枝的叶小，互生，近于无柄；能育枝的叶革质椭圆形，先端钝，基部圆形或稍心脏形，全缘。隐头花序；花单性。花期5~6月。

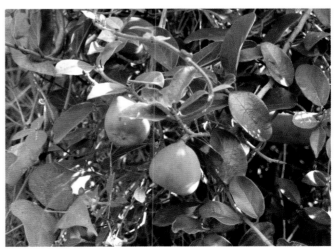

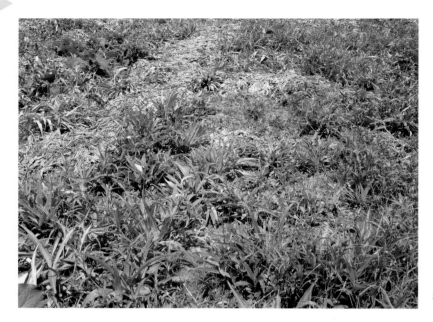

秦艽种植园 *Gentiana macrophylla*

秦艽

秦艽 Qinjiao

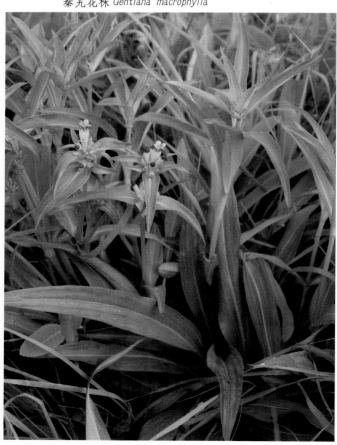

秦艽花株 *Gentiana macrophylla*

⊙ 【来源】

　　秦艽为龙胆科(Gentianaceae)植物秦艽、粗茎秦艽、小秦艽和麻花秦艽的干燥根。

⊙ 【原植物】

　　1. 秦艽 *Gentiana macrophylla* Pall. 别名：大叶龙胆，鸡腿艽，西大艽。

　　多年生草本，高20～50cm。主根粗长，扭曲，稍呈圆锥形；根颈部有多数纤维状残存叶基。茎直立或斜生。基生叶多数丛生，披针形，长达40cm，宽3～4cm，全缘，主脉5条；茎生叶3～4对，较小，对生，长圆状披针形。花多集成顶生及茎上部腋生轮伞花序；花萼管状，一侧裂开，稍呈佛焰苞状，萼齿4～5浅裂；花冠管状，长约2cm，深蓝紫色，先端5裂，裂片间有5片短小褶片；雄蕊5；子房长圆形，无柄。蒴果长圆形或椭圆形。种子椭圆形，光滑，深黄色，无翅。花期7～9月。果期8～10月。

　　2. 粗茎秦艽 *Gentiana crassicaulis*

侧被白色长柔毛，中脉在上面平坦，侧脉8～10对，下面凸起，细脉两面凸起，明显网节。圆锥花序顶生或腋生枝梢，长8～10cm；花序梗长2～4cm，无毛或被细柔毛；花雌雄异株；雄花密集，花萼小钟状，长约1mm，无花冠，花药与花丝近等长；雌花疏离，花萼大，筒状，长2～3mm，4浅裂，花柱细长，柱头2裂。翅果匙形，长3～4cm，宽4～6mm，上中部最宽，先端锐尖，常呈犁头形，基部渐狭，翅平展，下延至坚果中部，坚果圆柱形，长约1.5cm；宿萼紧贴于坚果基部，长在一侧开口深裂。花期4～5月，果期7～9月。

3. 宿柱白蜡树 Fraxinus stylosa Lingelsh. 别名：宿柱秦，柳叶秦。

落叶大乔木。小枝平滑，幼枝无毛。奇数羽状复叶，对生，叶轴细长，无毛；小叶3～5，叶披针形，先端尖，基部楔形，边缘具细锯齿。雄花与两性花异株，圆锥花序生于当年生枝顶端及叶腋；花小，花萼杯状，花具花冠，花瓣4，白色。翅果倒披针形，先端圆钝，顶处或有残存花柱残基。花期4～5月。果期8～9月。

⊙【生境分布】

苦枥白蜡树生于山坡、山沟和丛林中，分布于东北及河北、内蒙古、河南等省区。白蜡树生于山间向阳路旁、坡地阴湿处或栽培，分布于河北、陕西、宁夏、河南、山东、江苏、安徽、浙江、湖北、广东、四川、贵州、云南等省区。宿柱白蜡树生于杂木林中。分布于河南、陕西、甘肃及四川等省区。

⊙【采收加工】

春、秋季修整树枝时剥取树皮；栽培种在树胸径10cm以上剥取；剥后晒干或鲜时切成丝晒干备用。

⊙【药材性状】

枝皮 呈卷筒状或槽状，长10～60cm，厚1.5～3mm。外表面灰白色、灰

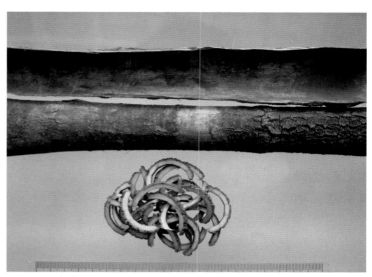

秦皮药材与饮片(苦枥白蜡树 Fraxinus rhynchophylla)

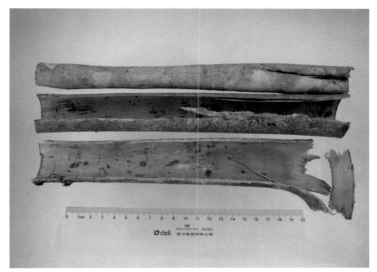

秦皮药材(白蜡树 Fraxinus chinensis)

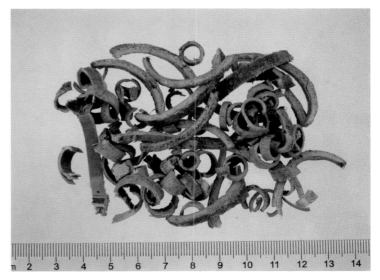

秦皮饮片(白蜡树 Fraxinus chinensis)

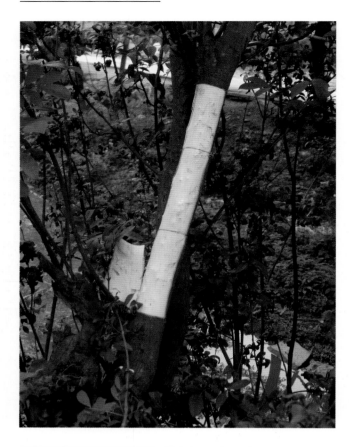

白蜡树剥皮采药 *Fraxinus chinensis*

棕色至黑棕色或相间呈斑状，平坦或稍粗糙，并有灰白色圆点状皮孔及细斜皱纹，有的具分枝痕。内表面黄白色或棕色，平滑。质硬而脆，断面纤维性，黄白色。无臭，味苦。

干皮　为长条状块片，厚3～6mm。外表面灰棕色，具龟裂状沟纹及红棕色圆形或横长的皮孔。质坚硬，断面纤维性较强。

⊙【炮制及饮片】

除去杂质，洗净，润透，切丝，晒干。

⊙【性味功能】

味苦涩，性微寒。有清热燥湿，清肝明目的功能。

⊙【主治用法】

用于目赤肿痛，湿热痢疾，肺热咳嗽。用量6～12g。

《Flora of China》将尖叶白蜡树学名 *Fraxinus szaboana* 及白蜡树 *Fraxinus chinensis* 同时修订为 *Fraxinus chinensis* subsp.chinensis，苦枥白蜡树学名 *Fraxinus rhynchophylla* 修订为 *Fraxinus chinensis* subsp. Rhynchophylla。

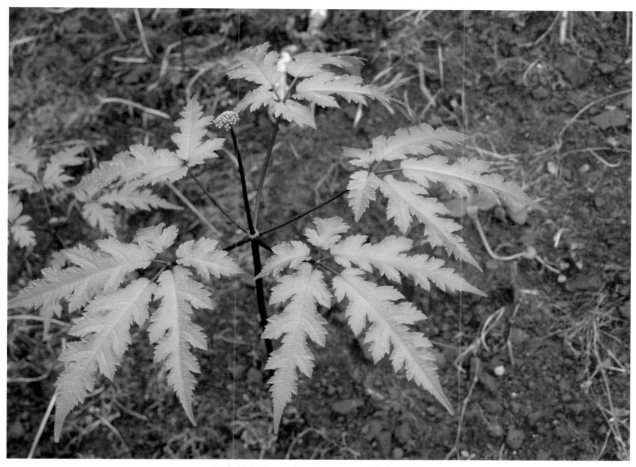

羽叶三七 *Panax japonicus* var. *bipinnatifidus*

珠子参

珠子参 Zhuzishen

⊙【来源】

珠子参为五加科（Araliaceae）植物珠子参或羽叶三七的干燥根茎。

⊙【原植物】

1. 珠子参 *Panax japonicus* C. A. Mey. var. *major* (Burk.) C. Y. Wu et K. M. Feng　别名：疙瘩七，钮子七，扣子七。

多年生直立草本，高达80cm。根茎细长，弯曲横卧，节膨大成珠状或纺锤状，形似钮扣，节间细长，或部分结节密生呈竹鞭状。掌状复叶3~5轮生茎顶，叶柄长9cm；小叶5，两侧较小，叶椭圆形或椭圆状卵形，长10~13cm，宽5~7cm，先端长渐尖，基部近圆形或楔形，边缘具细密锯齿及两面散生刺毛。伞形花序顶生，单一或下生多个小伞形花序，总花梗细长，小花多数，具细柄，弯齿5，先端尖；花瓣5；雄蕊5；子房下位，花柱2，分离。核果圆球形，浆果状，鲜红色。花期7~8月。

2. 羽叶三七 *Panax japonicus* C. A. Mey. var. *bipinnatifidus* (Seem.) C. Y. Wu et K. M. Feng　别名：竹

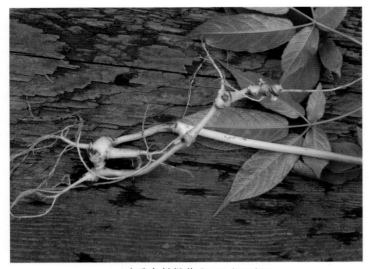

珠子参鲜根茎 *Panax japonicus*

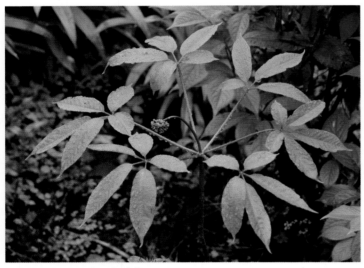

珠子参花株 *Panax japonicus*

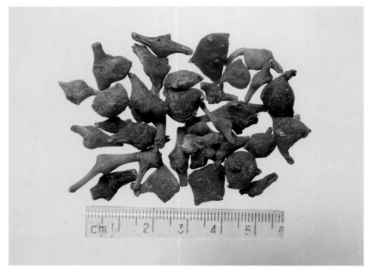

珠子参药材(珠子参 *Panax japonicus*)

节参，钮子七，野三七，扣子七。

本变种根状茎串珠状，故名"珠子参"。小叶倒卵状椭圆形至椭圆形，长为宽的2~3倍，上面沿脉疏被刚毛，下面无毛或沿脉稍被刚毛，先端渐尖，稀长渐尖，基部楔形至圆形。

⊙【生境分布】

珠子参生于山地阔叶林或针叶林下阴湿处，分布于山西、陕西、宁夏、甘肃、河南、湖北、湖南及西南等省区。

羽叶三七生于海拔1720~3650m山坡林中，分布于云南、四川、贵州、陕西、甘肃、山西、湖北、河南及西藏等省区。

⊙【采收加工】

秋季采挖根茎，除去粗皮及须根，干燥；或蒸透后干燥。

⊙【药材性状】

珠子参根茎节膨大部呈扁球形，或不规则菱角形，偶有连珠状，直径0.5~2.8cm，有的一侧或两侧残存细的节间。表面黄棕色或棕褐色，粗糙，有明显的疣状突起及皱纹，偶有凹陷的茎痕。质坚硬，断面黄白色，蒸（煮）者断面红棕色或黄棕色，角质样。气微，味苦、微甜。

⊙【炮制及饮片】

除去杂质。用时捣碎。

⊙【性味功能】

味苦、甘，性微温。有舒筋活络，补血止血的功能。

⊙【主治用法】

用于气阴两虚，烦热口渴，虚劳咳嗽，跌扑损伤，关节疼痛，咳血，吐血，外伤出血。用量3~9g。外用适量，研末敷患处。

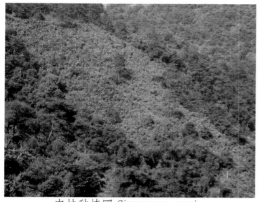

肉桂种植园 Cinnamomum cassia

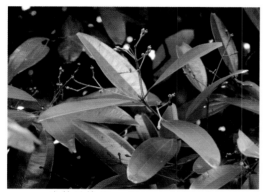

肉桂果枝 Cinnamomum cassia

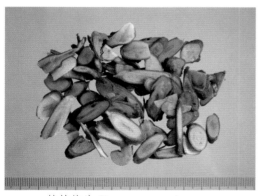

桂枝饮片 Cinnamomum cassia

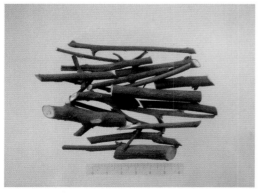

桂枝药材 Cinnamomum cassia

桂枝
桂枝 Guizhi

⊙【来源】

桂枝为樟科(Lauraceae)植物肉桂的干燥嫩枝。

⊙【原植物】

桂树 Cinnamomum cassia Presl. 参见"肉桂"项。

⊙【生境分布】

栽培于沙土或山地。分布于云南、广西、广东、福建等省区。

⊙【采收加工】

3~7月剪下嫩枝，鲜时切段，晒干。

⊙【药材性状】

桂枝长圆柱形，多分枝，长30~75cm，粗端直径0.3~1cm。棕色至红棕色，有纵棱线，细皱纹及小疙瘩状叶痕、枝痕及芽痕，皮孔点状椭圆形，质硬而脆，易折断，不平坦。切片厚2~4mm，皮部红棕色，木部黄白色至浅黄棕色。髓部稍呈方形。有特殊香气，味甜微辛，皮部味较浓。

⊙【炮制及饮片】

除去杂质及粗皮。用时捣碎。

⊙【性味功能】

味辛、甘，性温。有发汗解表，温经通络，助阳化气的功能。

⊙【主治用法】

用于风寒感冒表症，脘腹冷痛，血寒经闭，肩背肢节酸痛，胸痹痰饮，水肿，心悸，经闭，癥瘕。用量1.5~9g。阴虚火盛者禁用。

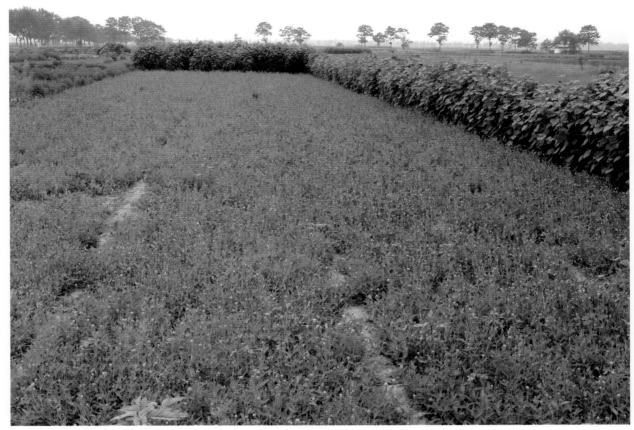

桔梗种植园 *Platycodon grandiflorum*

桔梗

桔梗　*Jiegeng*

⊙【来源】

桔梗为桔梗科(Campanulaceae)植物桔梗的根。

⊙【原植物】

桔梗 *Platycodon grandiflorum* A. DC. 别名：铃铛花，尚头花，苦菜根。

多年生草本，高30~120cm，全株含白色乳汁。根肥大肉质，长圆锥形，分枝少。茎直立，不分枝或上部稍分枝。中下部叶轮生或互生，无柄或有短柄，叶卵形、卵状椭圆形或披针形，长3~8cm，宽1~3.5cm，顶端尖，基部宽楔形，无毛，下面有白粉，边缘有细锯齿。花单生于茎顶，或数朵集成假总状花序或花序分枝集成圆锥花序；花萼钟状，有白粉，裂片5，三角状披针形；花冠钟状，直径3~5cm，蓝色或蓝紫色，5裂，裂片三角形，雄蕊5，花丝短，基部变宽，花药围绕花柱四周；子房下位，5室，花柱5裂，反卷，有白柔毛。蒴果倒卵形，熟时顶端5瓣裂。种子多数，卵形，褐色，3棱。花期7~9月。果期8~9月。

⊙【生境分布】

生于山地草丛、灌丛中，林缘或沟旁。分布于全国大部分地区。有栽培。

⊙【采收加工】

春秋季采挖，以秋季采挖者质量较好。洗净，除去须根，趁鲜剥去外皮或不去外皮。干燥。

⊙【药材性状】

桔梗圆柱形或纺锤形，稍扭曲，长7～25cm，直径0.5～2.5cm。灰白色或淡黄白色，根茎部（芦头）有茎痕；根有横纹，有不规则纵皱及沟纹。质坚脆，易折断，断面稍不平坦，有放射状裂隙，皮部近白色，形成层环明显，木质部淡黄色。气微，味微甜后稍苦。

⊙【炮制及饮片】

除去杂质，洗净，润透，切厚片，干燥。本品为斜椭圆形或不规则薄片，外皮多已除去或偶有残留。切面皮部淡黄白色，较窄；形成层环纹明显，淡褐色；木部宽，有较多裂隙。质脆，易折断。

⊙【性味功能】

味苦、辛，性平。有宣肺祛痰，利咽排脓的功能。

⊙【主治用法】

用于咳嗽痰多，胸膈满闷，咽痛音哑，肺痈吐脓，痢疾腹痛，扁桃腺炎等症。用量3～9g，水煎服。或入丸散。

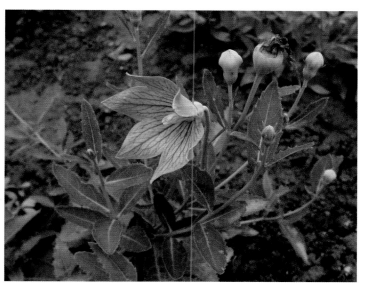

桔梗花枝 Platycodon grandiflorum

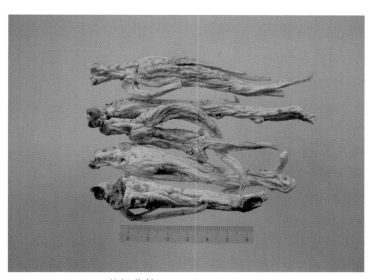

桔梗药材 Platycodon grandiflorum

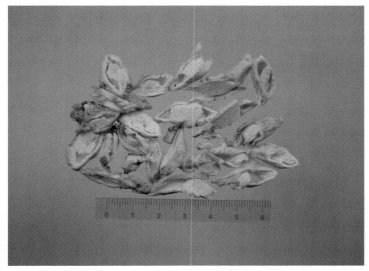

桔梗饮片 Platycodon grandiflorum

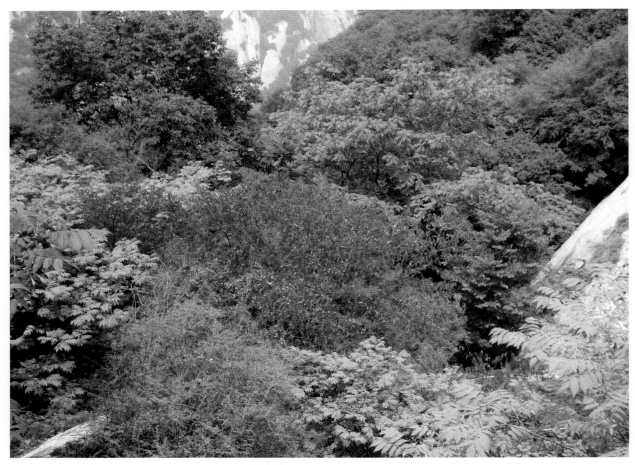

山桃生境 *Prunus davidiana*

桃仁

桃仁 Taoren

⊙【来源】

桃仁为蔷薇科（Rosaceae）植物桃和山桃的种子。

⊙【原植物】

1. 桃 *Prunus persica* (L.) Batsch. 别名：白桃，毛桃，红桃。

落叶小乔木，高达8m。树皮暗褐色，粗糙。叶互生，在短枝上簇生，托叶1对，线形，边缘篦状深裂；叶柄有腺点；叶椭圆状披针形，中部较宽，长8~15cm，宽2~4cm，先端渐尖，基部阔楔形，边缘有细锯齿。花先叶开放，单生，花萼短筒状，有短柔毛，萼片5，边缘密生长柔毛；花瓣5，粉红色，少有白色，有紫色脉纹；雄蕊多数，花丝细长；子房卵形，发育胚珠1。核果心状卵形或椭圆形，绿色，有红晕，一侧有纵沟，有短柔毛。果核椭圆形，两侧扁，有深沟纹或蜂窝状。种子1，扁卵状心形，种皮棕红色。花期2~4月。果期6~8月。

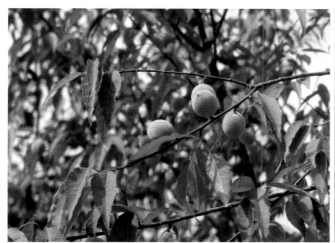

山桃果枝 Prunus davidiana

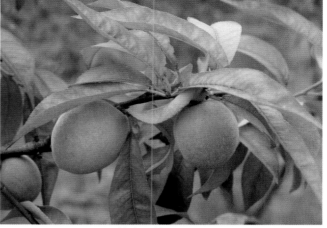

桃的果枝 Prunus persica

2. 山桃 *Prunus davidiana* Franch. 别名：野桃，山毛桃。

本种与桃相近；本种树皮暗紫色，光滑，托叶脱落，叶卵状披针形，近基部最宽，先端长渐尖，边缘有细锯齿；萼片紫色，无毛。核果近卵圆形，果皮干燥，果肉薄，不可食；果核近球形，两端钝圆，有孔纹及短沟纹，种子稍扁，棕红色。花期2~4月。果期6~7月。

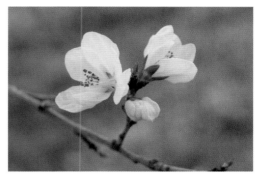

山桃花枝 Prunus davidiana

⊙【生境分布】

桃为栽培果树，也有半野生，全国各地多有栽培。山桃野生于山坡上或沟边，也有栽培。分布于辽宁、河北、内蒙古、山西、陕西、甘肃、河南、山东、湖南、四川等省区。

⊙【采收加工】

夏秋季果实成熟时采摘或收集果核，除去果肉及核壳，取出种子，晒干。

⊙【药材性状】

1、桃仁 扁椭圆形，顶端尖，基部圆钝稍偏斜，长1.2~1.8cm，宽0.8~1.2cm，厚0.2~0.4cm，种皮黄棕色至红棕色，有细颗粒状突起。尖端一侧有棱线状种脐，基部有合点，并散出多数棕色纵向维管束脉纹。种皮薄，子叶肥大，富油性。气微，味微苦。

2、山桃仁 近卵圆形，较小而肥厚，边缘稍厚，长0.9~1.5cm，宽约0.7cm，厚约0.5cm，种皮红棕色或黄棕色，有细颗粒状突起，粗而密。

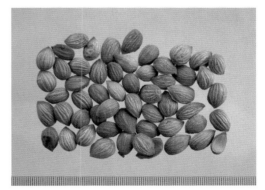

桃仁(山桃 Prunus davidiana)

⊙【炮制及饮片】

桃仁 除去杂质，用时捣碎。

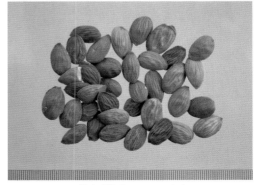

桃仁(桃 Prunus persica)

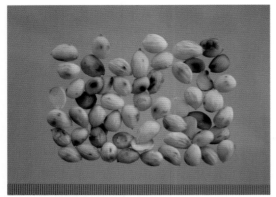

炒桃仁(山桃 *Prunus davidiana*)

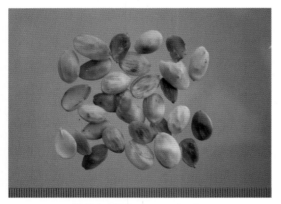

炒桃仁(桃 *Prunus persica*)

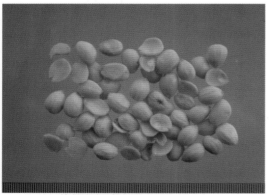

焯桃仁(山桃 *Prunus davidiana*)

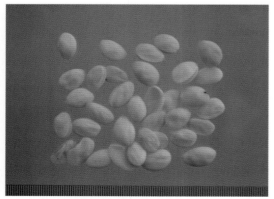

焯桃仁(桃 *Prunus persica*)

焯桃仁 取净桃仁，投入沸水中，翻动，焯至种皮由皱缩至舒展、能搓去时，捞出，放入冷水中，除去种皮，晒干。用时捣碎。

炒桃仁 取净桃仁，置热锅中，用文火炒至黄色时，取出，放凉。用时捣碎。

⊙【性味功能】

味苦、甘，性平。有活血，祛瘀，滑肠通便的功能。

⊙【主治用法】

用于痛经，闭经，腹部肿块，跌打损伤，肺痈，肠燥便秘。用量3～9g，水煎服。孕妇忌服。

混伪品

1. 《Flora of China》、《中国高等植物》等将山桃学名 *Prunus davidiana*(Carr.) Franch. 修订为 *Amygdalus davidiana* C.de Vos ex Henry，桃学名 *Prunus persica* (L.) Batsch修订为 *Amygdalus persica* L..。

2. 水蜜桃为桃的栽培品种，其种子干瘪不堪入药。

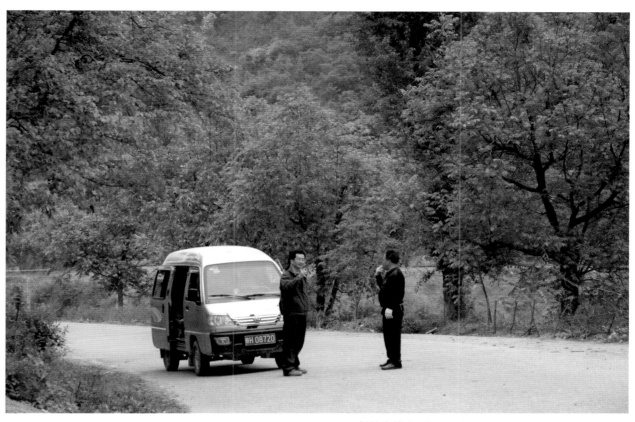

胡桃生境 *Juglans regia*

胡桃仁

胡桃仁 Hutaoren

⊙【来源】

胡桃仁为胡桃科(Juglandaceae)植物胡桃的干燥成熟种子。

⊙【原植物】

胡桃 *Juglans regia* L. 别名：核桃。

落叶乔木，高30～35m。树皮灰色，纵裂，幼时平滑，被短腺毛，有片状髓。单数羽状复叶互生，长15～28cm，密生腺毛；小叶5～9片，有短柄；小叶卵形、椭圆状卵形或长椭圆形，长6～15cm，宽4～8cm，先端短尖或钝，基部圆形，或稍偏斜，全缘，幼时疏锯齿，上面无毛，下面侧脉腋内有短簇柔毛。花单性，雌雄同株；雄花成下垂葇荑花序，腋生，长5～12cm，总花梗密生腺毛，花密生，苞片1，长圆形，两侧小苞片2，长卵形，花被3片，被白色柔毛，雄蕊6～30；雌花序穗状，生于幼枝顶端，有花1～3朵，无花梗，苞片3，长卵形，花被4；子房下位，有腺毛，花柱短，柱头2。核果近圆形，径3～4cm，灰绿色，有斑点；内果皮骨质，坚硬，表面凹凸或皱褶，有2条纵棱。花期4～5月。果期10月。

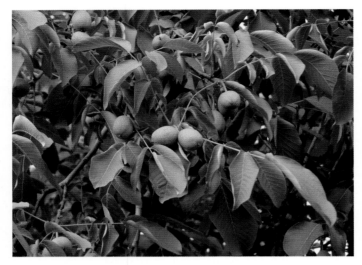

胡桃果枝 *Juglans regia*

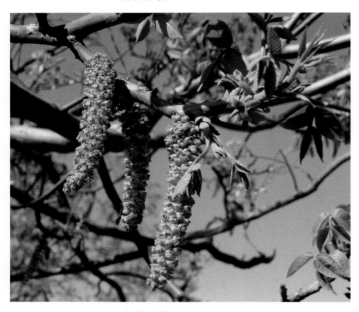

胡桃花枝 *Juglans regia*

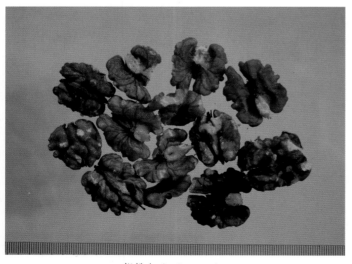

胡桃仁 *Juglans regia*

⊙【生境分布】

　　生于较湿润的肥沃土壤中，多栽培于平地或丘陵地。分布于全国大部分地区，有大量栽培。

⊙【采收加工】

　　秋季果实成熟时采收，除去肉质果皮，晒干，再除去核壳，保存于干燥阴凉地方。

⊙【药材性状】

　　完整种子，类球形，由两片脑状子叶组成，直径2~3.5cm，皱缩多沟，凹凸不平。多成破碎，为不规则的块状。种皮淡黄色或黄褐色膜状，具明显网纹，易剥落，碎断后乳白色或黄白色，质脆，富油性。气微弱，味微香甜。种皮味涩、微苦。

⊙【性味功能】

　　味甘、性温。有温补肺肾，定喘，润肠和血脉的功能。

⊙【主治用法】

　　用于肾虚腰痛，虚寒咳嗽，遗精阳痿，脚软，大便燥结，风肠血痢，痈疽肿毒，中耳炎等症。用量6~9g。

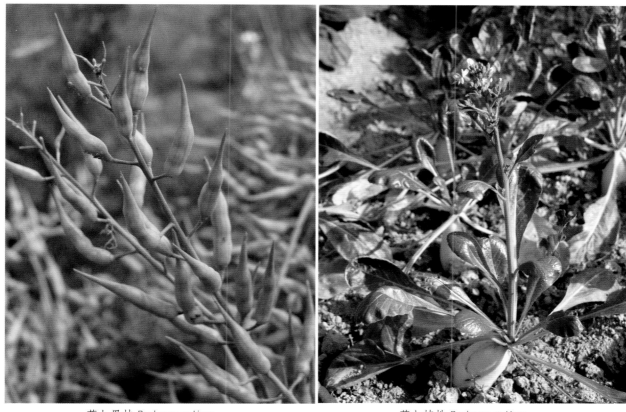

萝卜果枝 *Raphanus sativus*　　　　　　　　　萝卜植株 *Raphanus sativus*

莱菔子

莱菔子　Laifuzi

⊙【来源】

莱菔子为十字花科(Cruciferae)植物萝卜的干燥成熟种子。

⊙【原植物】

萝卜 *Raphanus sativus* L.

一年生或二年生草本。根肉质，形状、大小及色泽因品种不同而多变化。茎粗状，高可达1m，分枝，具纵棱。基生叶丛生，大头状羽裂，疏生白色糙毛，顶端裂片最大，侧裂片4~6对，沿叶轴对生或互生，向下裂片渐小；茎生叶亦为大头状羽裂，较基生叶小；茎上部叶有柄或无柄，长椭圆形至披针形，长2.5~5cm，宽1~2cm，边缘有锯齿或缺刻，极少全缘。总状花序顶生，常组成圆锥状，花淡紫红色或白色，萼片4，线状长椭圆形；花瓣4，宽倒卵形，具爪，有显著脉纹；雄蕊6，4长2短。长角果圆柱形；长2~4cm，肉质，种子间常缢缩，有种子1~6粒，成熟时果瓣肥厚而呈海绵状，顶端具细长尖喙。种子近圆形，稍扁，红褐色或灰褐色。花期4~5月，果期5~6月。

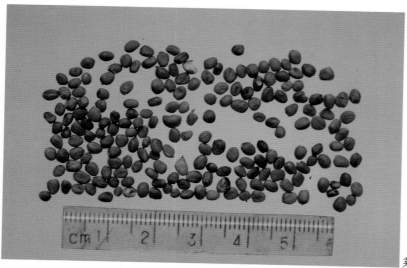

莱菔子 *Raphanus sativus*

⊙【生境分布】

全国各地普遍栽培。

⊙【采收加工】

6~7月种子成熟时割取地上部分，搓出种子，晒干、簸净果皮及杂质，收集种子。

⊙【药材性状】

莱菔子类圆形或椭圆形，略扁，长2~4 mm，宽2~3 mm。种皮薄，红棕色，黄棕色或深灰棕色，放大镜下观察有细密网纹。因子叶纵摺，致使种子一侧现数条纵沟，一端有黑色种脐。子叶2片，乳黄色，肥厚，纵摺。气微，味略辛。

⊙【炮制及饮片】

莱菔子 除去杂质，洗净，干燥。用时捣碎。

炒莱菔子 取净莱菔子，置热锅中，用文火炒至微鼓起时，取出，放凉。用时捣碎。

⊙【性味功能】

味辛、甘，性平。有下气，祛痰，消食化积的功能。

⊙【主治用法】

用于咳嗽痰喘，食积气滞，胸闷腹胀，下痢后重等症。用量5~10g。

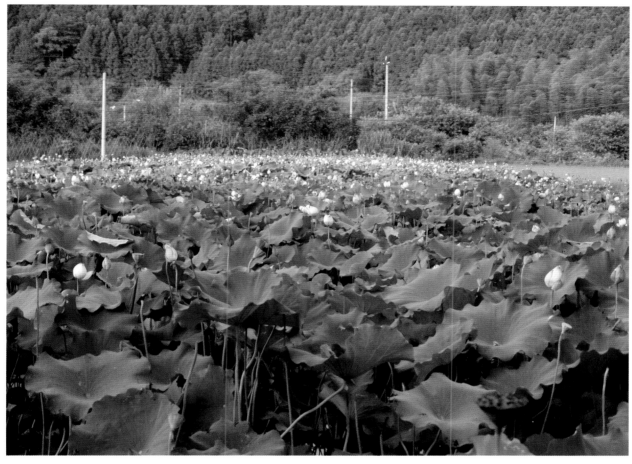

莲的种植园 Nelumbo nucifera

莲子

莲子 Lianzi

⊙【来源】

莲子为睡莲科(Nymphaeaceae)植物莲的干燥成熟种子。

⊙【原植物】

莲 *Nelumbo nucifera* Gaertn. 别名：荷花。

多年生水生植物。根茎横生，肥厚多节，白色，节部缢缩，中有多条孔洞，节上生鳞叶及须根；叶伸出水面，叶柄长，多刺，着生于叶下中央，圆柱形，长12cm，中空；叶基生，盾圆形，直径20~80cm，全缘或微波状，上面深绿色光滑，下面淡绿色，有白粉。花单生，大型，生于花梗顶端，花粉红色或白色；萼片4~5，早落；花瓣多数，长圆状椭圆形或倒卵形，先端钝；雄蕊多数，花药线形，药隔先端有1棒状附属物；心皮多数，离生，藏于花托内；花托于果期膨大，倒圆锥形，海绵质，欲称"莲蓬"，直径5~10cm，顶端平，有多数小孔，每小孔内有1果实。坚果卵形或椭圆形。种子宽卵形或椭圆形，棕色。花期6~7月。果期8~9月。

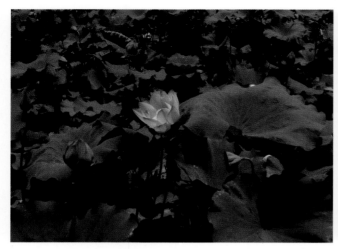

莲的花葶 *Nelumbo nucifera*

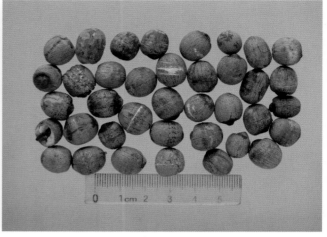

莲子 *Nelumbo nucifera*

⊙【生境分布】

栽培或自生于池塘或湖泊中。分布于全国大部分地区。

⊙【采收加工】

9~10月果熟时，剪下莲房，剥取种子，晒干。

⊙【药材性状】

卵圆形或椭圆形，长1.2~1.8cm，直径0.8~1.4cm，红棕色或棕色，有纵纹及皱纹，顶端中央有乳头状突起，下面下陷。种皮紧贴子叶，不易剥离；子叶2，黄白色，子叶间有绿色"莲心"。气无，种皮味涩，子叶微甜。

⊙【炮制及饮片】

略浸，润透，切开，去心，干燥。

⊙【性味功能】

味甘、涩，性平。有健脾止泻，益肾固精，养心宁神的功能。

⊙【主治用法】

用于脾虚腹泻，便溏，遗精，白带等。用量6~15g。

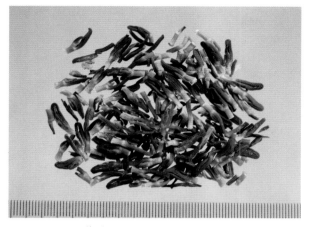

莲子心 *Nelumbo nucifera*

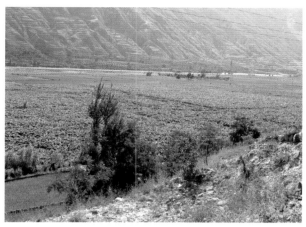

莲的种植园 *Nelumbo nucifera*

莲子心

莲子心 Lianzixin

莲的花蕈 *Nelumbo nucifera*

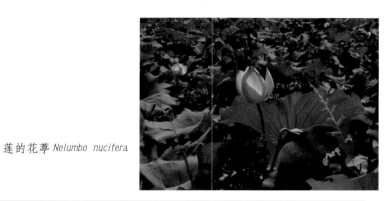

⊙【来源】

莲子心为睡莲科(Nymphaeaceae)植物莲的干燥幼叶及胚根。

⊙【原植物】

莲 *Nelumbo nucifera* Gaertn. 参见"莲子"项。

⊙【生境分布】

栽培或自生于池塘或湖泊中。分布于全国大部分地区。

⊙【采收加工】

9～10月果熟时，剥开莲子取出莲子心，晒干。

⊙【药材性状】

棒状，长1～1.4cm，直径约2mm，幼叶2片，1长1短，黄绿色或暗绿色，叶卷成箭形，芽小，胚根圆柱形。气无，味极苦。

⊙【性味功能】

味苦，性寒。有清心除热的功能。

⊙【主治用法】

用于心烦少眠，热病口渴，口舌生疮，高血压等。用量1.5～3g。

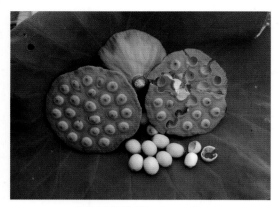

莲的鲜莲房 Nelumbo nucifera

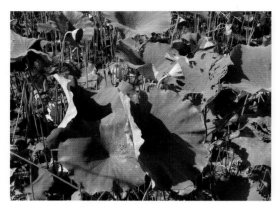

莲的果实 Nelumbo nucifera

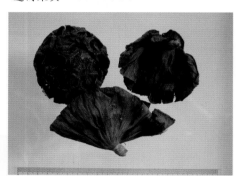

莲房 Nelumbo nucifera

莲房

莲房 Lianfang

⊙ 【来源】

莲房为睡莲科(Nymphaeaceae)植物莲的的干燥花托。

⊙ 【原植物】

莲 Nelumbo nucifera Gaertn. 参见"莲子"项。

⊙ 【生境分布】

栽培或自生于池塘或湖泊中。分布于全国大部分地区。

⊙ 【采收加工】

9~10月果熟时，采收，除去莲子，晒干。

⊙ 【药材性状】

呈倒圆锥状或漏斗状，多撕裂，直径5~8cm，高4.5~6cm。表面灰棕色或紫棕色，有细纵纹及皱纹，顶端截平，有多数圆形孔穴，基部有花梗残基。质疏松，破碎面海绵样，棕色。气微，味微涩。

莲房饮片与莲房炭 Nelumbo nucifera

⊙ 【炮制及饮片】

莲房 除去灰屑，切碎。
莲房炭 取净莲房，置热锅内，用武火炒至表面焦黑色，取出，晾干。

⊙ 【性味功能】

味苦、涩，性温。有化瘀止血，外用收敛的功能。

⊙ 【主治用法】

用于滑精，带下，尿频，遗尿等。用量1.5~3g。

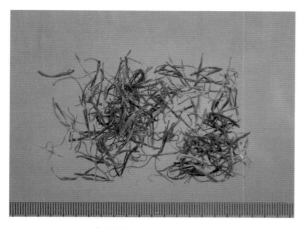

莲须 *Nelumbo nucifera*

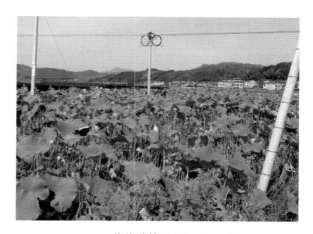

莲的种植园 *Nelumbo nucifera*

莲须

莲须 lianxu

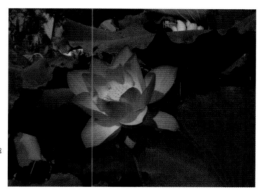

莲的花葶 *Nelumbo nucifera*

⊙【来源】

莲须为睡莲科(Nymphaeaceae)植物莲的干燥雄蕊。

⊙【原植物】

莲 *Nelumbo nucifera* Gaertn. 参见"莲子"项。

⊙【生境分布】

栽培或自生于池塘或湖泊中。分布于全国大部分地区。

⊙【采收加工】

夏季花盛开时，于晴天采摘花中的雄蕊，阴干。

⊙【药材性状】

莲须线形，花药扭转，纵裂，长1.2～1.5cm，直径约1mm，淡黄色或棕黄色。花丝细长，稍扁且弯曲，长1.5～1.8cm，淡紫色，质轻。气微香，味微涩。

⊙【性味功能】

味甘、涩，性平。有固肾涩精，乌须发的功能。

⊙【主治用法】

用于遗精崩漏，尿血，便血，痔疮出血，产后瘀阻，恶露不尽等。用量4.5～9g。

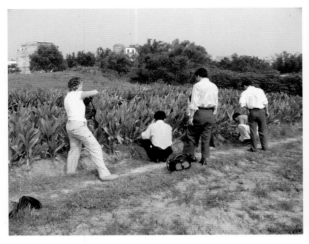

广西莪术种植园 Curcuma kwangsinensis

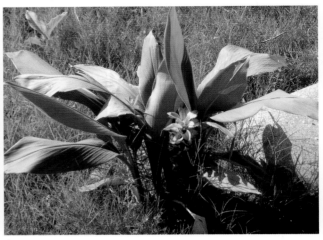

广西莪术花株 Curcuma kwangsinensis

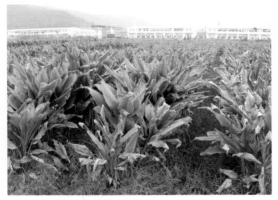

温郁金种植园 Curcuma wenyujin

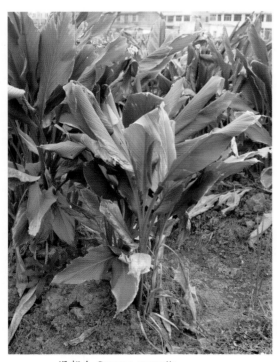

温郁金 Curcuma wenyujin

莪术

莪术 Ezhu

⊙【来源】

莪术为姜科(Zingiberaceae)植物广西莪术、温郁金、蓬莪术的干燥根茎。

⊙【原植物】

1. 广西莪术 Curcuma kwangsinensis S. G. Lee et C. F. Liang. 参见"郁金"项。

2. 温郁金 Curcuma wenyujin Y. H. Chen et C. Ling. 参见"郁金"项。

3. 蓬莪术 Curcuma phaeocaulis Val. 参见"郁金"项。

⊙【生境分布】

参见"郁金"项。

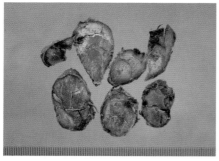
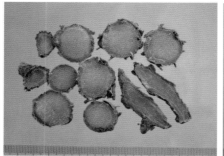
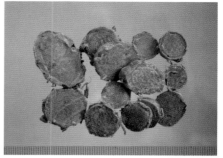

莪术饮片(蓬莪术 *Curcuma phaeocaulis*)　　莪术饮片(温郁金 *Curcuma wenyujin*)　　莪术饮片(广西莪术 *Curcuma kwangsinensis*)

⊙【采收加工】

冬季茎叶枯萎后采挖，洗净，蒸或煮至透心，晒干或低温干燥后，除去须根及杂质。

⊙【药材性状】

1. 广西莪术：长圆形或长卵形，长3.5～7cm，直径1.5～3cm，黄棕色或灰色，两侧各有一列芽痕和侧生根茎痕。质坚重，难折断，破面浅棕色，皮层与中柱易分离。味微苦、辛。

2. 温莪术　长卵形或纺锤形，长4～8cm，直径2.5～4.5cm，深棕色或灰棕色。质坚硬，破面黄棕色，有点状或条须状维管束。气香，味辛凉、苦。

3. 蓬莪术　长圆形或卵圆形，长2～3.5cm，直径1.5～2cm。土黄色或灰黄色，有环节。质坚重，破面深绿黄色。气微香，味辛。

⊙【炮制及饮片】

莪术　除去杂质，略泡，洗净，蒸软，切薄片，干燥。

醋莪术　取净莪术，加醋拌匀，加水共煮，至

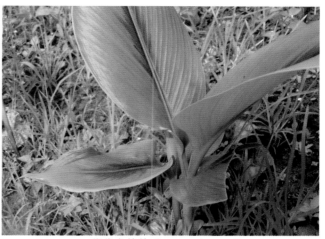

蓬莪术植株 *Curcuma phaeocaulis*

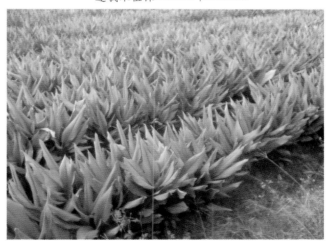

蓬莪术种植园 *Curcuma phaeocaulis*

莪术药材(蓬莪术 *Curcuma phaeocaulis*)　　莪术药材(广西莪术 *Curcuma kwangsinensis*)　　莪术药材(温郁金 *Curcuma wenyujin*)

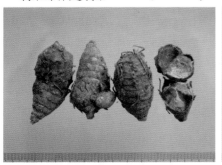
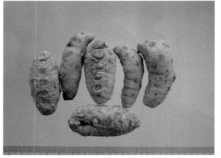
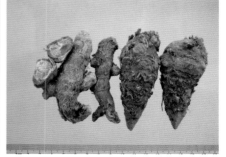

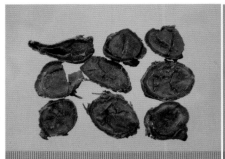
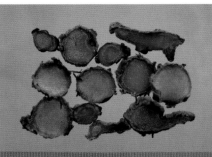
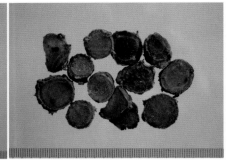

醋莪术(蓬莪术 *Curcuma phaeocaulis*)　　　　醋莪术(温郁金 *Curcuma wenyujin*)　　　　醋莪术(广西莪术 *Curcuma kwangsinensis*)

透心时，取出，稍凉，切厚片，干燥。

【性味功能】

味辛、苦，性温。有破瘀行气，消积止痛，化痰，凉血清血，利胆退黄的功能。

⊙【主治用法】

用于症瘕积聚，气血凝带，食积脘腹胀痛，血瘀经闭，跌打损伤。用量4.5～9g。月经过多及孕妇忌用。

混 伪 品

1. 许多书籍及文献中记载的物种 *Curcuma zedoaria* 为 *Curcuma phaeocaulis* 的错误鉴定。

2. 同科植物郁金 *Curcuma aromatica* 的干燥块根在一些地方也用作中药"郁金"。

郁金的5种基源植物检索表如下：

1. 叶两面密被粗柔毛或背面被毛

2. 叶宽10～20cm；叶背面被毛；根茎切面黄色·················郁金 *Curucma aromatica*

2. 叶宽5～7cm；叶两面被毛；根茎切面白色·················广西莪术 *Curucma kwangsiensis*

1. 叶两面无毛

3. 秋季开花；穗状花序于茎顶抽出；根茎切面橙黄色·················姜黄 *Curcuma longa*

3. 春季开花；穗状花序自根茎抽出；根茎切面类黄色或白色

4. 叶片中央有紫色斑块·················蓬莪术 *Curcuma phaeocaulis*

4. 叶片中央无紫色斑块·················温郁金 *Curcuma wenyujin*

荷叶

荷叶　Heye

⊙【来源】

荷叶为睡莲科(Nymphaeaceae)植物莲的干燥叶。

⊙【原植物】

莲 *Nelumbo nucifera* Gaertn. 参见"莲子"项。

⊙【生境分布】

栽培或自生于池塘或湖泊中。分布于全国大部分地区。

⊙【采收加工】

夏、秋二季采收叶，晒至七、八成干时，除去叶柄，折成半圆形或折扇形，干燥。

⊙【药材性状】

荷叶常折叠成半圆形或扇形，完整或稍破碎。叶片展开呈盾形，直径30～60cm，上面灰绿色或棕绿色，脉稍凹入，下面灰黄色或淡灰绿色，中心有棕色突起的叶柄残基，全缘，叶脉辐射状，粗脉21～22条，由中央向外射，并有多数细脉，在近叶缘处先端互相联合，叶脉凸起。质脆，易碎，气微，味淡。

⊙【炮制及饮片】

荷叶 喷水，稍润，切丝，干燥。

荷叶炭 取净荷叶，置煅锅内，密封，焖煅至透，放凉，取出。

⊙【性味功能】

味苦、涩，性平。有清热解暑，升发清阳，凉血止血的功能，荷叶炭有收敛化瘀止血的功能。

⊙【主治用法】

用于暑热烦渴，暑湿泄泻，脾虚泄泻，血热吐衄，便血崩漏等。荷叶炭用于多种出血症及产后血晕。用量3～9g；鲜品15～30g。荷叶炭3～6g。

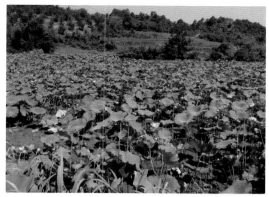

莲的种植园 *Nelumbo nucifera*

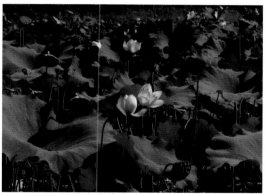

莲的花葶 *Nelumbo nucifera*

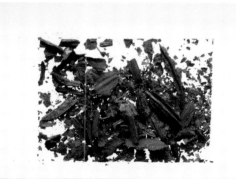

荷叶炭 *Nelumbo nucifera*

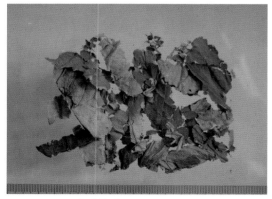

荷叶饮片 *Nelumbo nucifera*

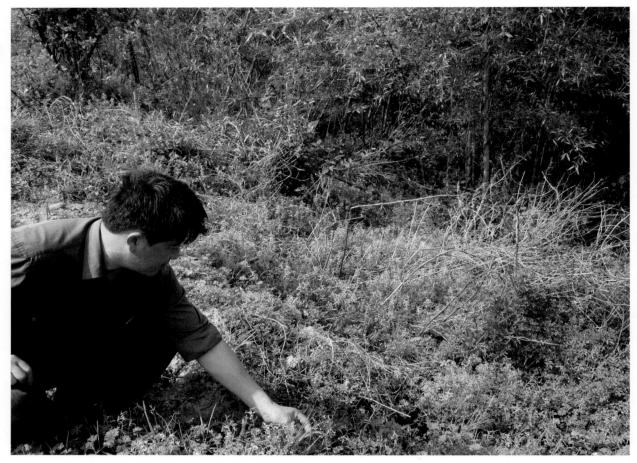

周康友编者考察伏生紫堇 *Corydalis decumbens*

夏天无

夏天无　Xiatianwu

⊙【来源】

夏天无为罂粟科(Papaveraceae）植物伏生紫堇的干燥块茎。

⊙【原植物】

伏生紫堇 *Corydalis decumbens* (Thunb.) Pers. 别名：土元胡，无柄紫堇。

多年生草本，高15～25cm，全株无毛，茎下部无鳞片。块茎2年生，当年块茎叠生于老块茎之上，老块茎随之变空，块茎呈不规则球形或椭圆球形，直径3～9mm，表面黑褐色，不定根发自块茎表面。茎细弱，不分枝，通常为多茎丛生。基生叶2～5，有长柄；叶片轮廓三角形，2回三出全裂或深浅不等的分裂，末回裂片具短柄，小裂片倒披针形或狭倒卵形；茎生叶2～3，互生，较小，有短柄或无柄，1～2回三出分裂。总状花序顶生，花排列疏松，苞片卵形或狭倒卵形，全缘，先端尖，基部楔形；花紫色或淡紫红色，长1.4～1.7cm；花萼细小，不明显；上花瓣近圆形，先端下凹，距圆筒状，长约与瓣片等长或稍短，直或稍向上弯曲；雄蕊6，合生成2束；柱头具4乳突。蒴果长圆状椭圆形。花期4～5月。果期5～6月。

◉【生境分布】

生于丘陵地、低山坡或草地。分布于河南、安徽、江苏、浙江、江西、福建、台湾、湖南等省。

◉【采收加工】

冬、春或初夏采挖块茎，除去残茎及须根，洗净，晒干或鲜用。

◉【药材性状】

夏天无类球形、长圆形或不规则块状，长0.5～3cm，直径0.5～2.5cm。灰黄色、暗绿色或黑褐色，有瘤状突起和不明显的细皱纹，顶端钝圆，可见茎痕，四周有淡黄色点状叶痕及须根痕。质硬，断面黄白色或黄色，颗粒状或角质样，有的略带粉性。无臭，味苦。

◉【性味功能】

味苦、微辛，性温。有活血通络，行气止痛的功能。

◉【主治用法】

用于中风偏瘫，跌扑损伤，风湿性关节炎，坐骨神经痛，腰肌劳损等。用量6～12g。

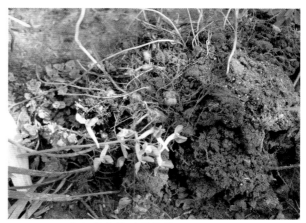

伏生紫堇花及鲜块茎 *Corydalis decumbens*

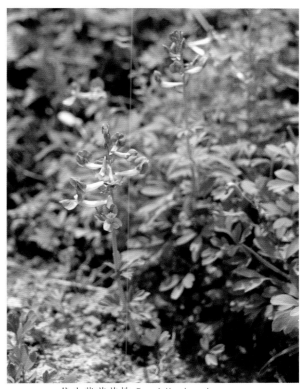

伏生紫堇花株 *Corydalis decumbens*

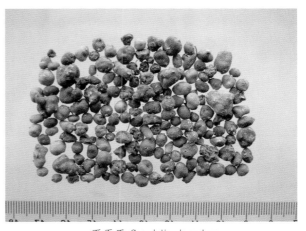

夏天无 *Corydalis decumbens*

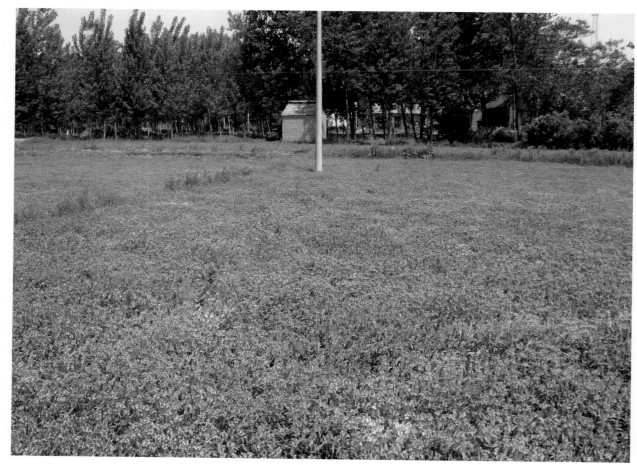

夏枯草种植园 *Prunella vulgaris*

夏枯草

夏枯草　Xiakucao

⊙【来源】

　　夏枯草为唇形科(Labiatae)植物夏枯草的干燥果穗。

⊙【原植物】

　　夏枯草 *Prunella vulgaris* L. 别名：榔头草，棒槌草，棒头花。

　　多年生草本，高20～40cm，全株有白色毛。茎四棱，淡紫红色，基部常斜升。叶对生；基部叶柄长达2cm，上部叶渐无柄；叶卵状长圆形或卵圆形，长1.5～6cm，宽0.7～2.5cm，先端钝，基部楔形，下延至叶柄成狭翅，全缘或有微波状齿。轮伞花序顶生，聚成穗状；苞片宽心形，先端长尾状尖头，上面及外侧有硬毛，脉纹放射状，边缘有睫毛，浅紫色，每苞片内有花3朵。花萼唇形，基部结合，上唇宽大，扁圆形，先端几平截，下唇2深裂，较狭，边缘有毛；花冠二唇形，紫色、蓝紫色或红紫色，上唇帽状，2裂，下唇平展，3裂，边缘内卷；雄蕊4，2强，花丝先端2裂，1裂片有药；花盘直立；子房4裂，柱头2裂。小坚果4，黄褐色，三棱，椭圆形。花期4～6月。果期7～10月。

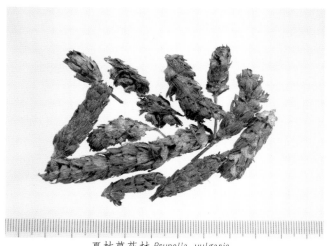

夏枯草药材 *Prunella vulgaris*

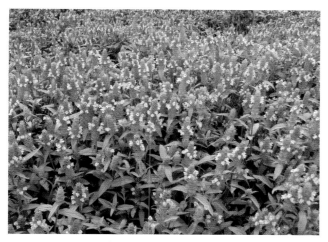

夏枯草植株 *Prunella vulgaris*

⊙【生境分布】

生于荒坡、草地、溪边、林边及路旁。分布于全国大部分省区。

⊙【采收加工】

夏季果穗呈棕红色时采收,除去杂质,晒干。

⊙【药材性状】

夏枯草长圆柱形,长1.5～8cm,直径0.8～1.5cm。棕色或浅紫褐色,带有花茎。果穗有数枚苞片和萼片,覆瓦状排列。苞片淡黄褐色,肾形,长约8mm,对生轮状排列纵脉明显,先端尖长尾状,背面生白粗毛。花冠及雄蕊多已脱落。小坚果4,卵圆形,棕色,有光泽,先端有小突起。体轻,质脆。气微,味淡。

⊙【性味功能】

味苦、辛,性寒。有清火,明目,散结,消肿的功能。

⊙【主治用法】

用于目赤肿痛,羞明流泪,头痛眩晕,口眼歪斜,筋骨疼痛,肺结核,急性黄疸型传染性肝炎,血崩,带下,瘰疬,瘿瘤,乳痛,乳癌,甲状腺肿大,淋巴结结核,高血压症,乳腺增生等症。用量9～15g。

夏枯草花枝 *Prunella vulgaris*

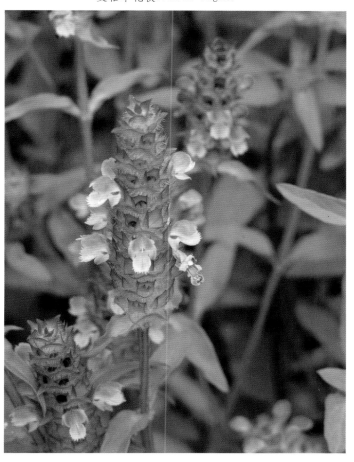

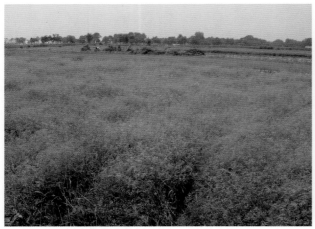

柴胡种植园 *Bupleurum chinense*

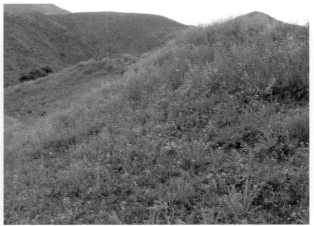

红柴胡生境 *Bupleurum scorzonerifolium*

柴胡

柴胡　*Chai hu*

⊙【来源】

柴胡为伞形科（Umbelliferae）植物柴胡、狭叶柴胡的根。

⊙【原植物】

1. 柴胡 *Bupleurum chinense* DC. 别名：北柴胡。

多年生草本，高40~80cm。主根较粗，圆柱形，质坚硬，黑褐色。茎直立，2~3枝，丛生，上部多分枝，弯曲。叶互生；基生叶线状披针形或倒披针形，基部渐成长柄；茎生叶长圆状披针形或倒披针形，两

红柴胡植株 *Bupleurum scorzonerifolium*

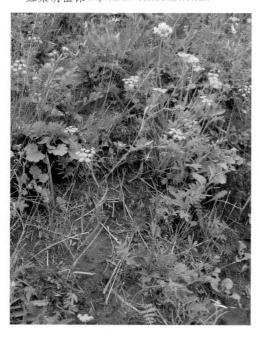

柴胡 *Bupleurum chinense*

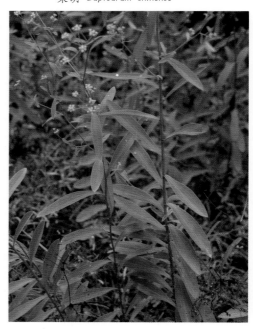

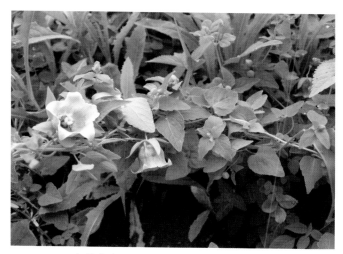

素花党参 *Codonopsis pilosula var. modesta*

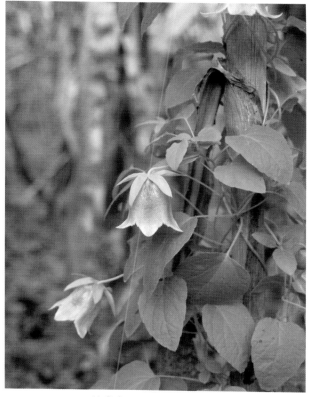

川党参 *Codonopsis tangshen*

⊙【生境分布】

党参生于山地灌木林下或林缘,分布于东北及内蒙古、河南、山西、陕西、甘肃、青海、四川、贵州、云南等省区。

素花党参生于在海拔1500~3200米间的山地林下,林边及灌丛中,分布于甘肃东南部、青海及四川西北部等地区。现有大量栽培。

川党参生于在海拔900~2300米间的山地林边及灌丛中,现有大量栽培。分布于湖北西部、湖南西北部、陕西南部、四川北部及东部、贵州北部。

⊙【采收加工】

9~10月采挖三年生的植株,洗净,按大小分别晾晒至柔软,用手握或木板上搓揉,使皮肉紧贴、充实饱满并富有弹性。搓揉3~4次,至最后晒干。

⊙【药材性状】

党参 长圆柱形,稍弯曲,长10~35cm,直径0.4~2cm。黄棕色至灰棕色,根头部有多数疣状突起的茎痕及芽,每个茎痕的顶端呈凹下的圆点状;根头下有致密的环状横纹,向下渐稀疏,有的达全长的一半,栽培品环状横纹少或无;全体有纵皱纹及散在的横长皮孔,支根断落处常有黑褐色胶状物。质稍硬或略带韧性,断面稍平坦,有裂隙或放射状纹理,皮部淡黄白色至淡棕色,木部淡黄色。有特殊香气,味微甜。

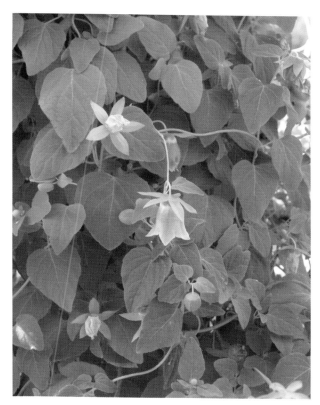

党参 *Codonopsis pilosula*

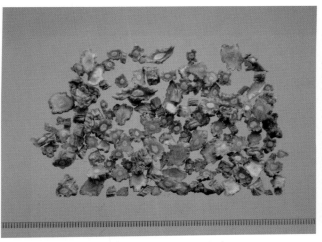

党参饮片(川党参 *Codonopsis tangshen*)

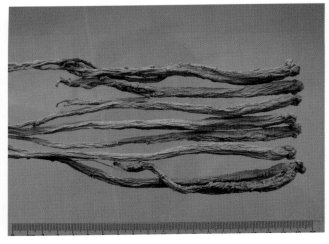

党参药材(川党参 *Codonopsis tangshen*)

　　素花党参（西党参）长10～35cm，直径0.5～2.5cm。黄白色至灰黄色，根头下有致密的环状横纹，常达全长的一半以上。断面裂隙较多，皮部灰白色至淡棕色，木部淡黄色。

　　川党参 长10～45cm，直径0.5～2cm。灰黄色至黄棕色，有明显不规则的纵沟。质较软而结实，断面裂隙较少，皮部黄白色，木部淡黄色。

⊙【炮制及饮片】

　　除去杂质，洗净，润透，切厚片，干燥。

⊙【性味功能】

　　味甘，性平。有补中益气，健脾益肺，生津的功能。

⊙【主治用法】

　　用于脾肺虚弱，气短心悸，食少便溏，虚喘咳嗽，四肢无力，内热消渴，自汗，脱肛，子宫脱垂等症。用量9～30g。不宜与藜芦同用。

党参药材(党参 *Codonopsis pilosula*)

党参饮片(党参 *Codonopsis pilosula*)

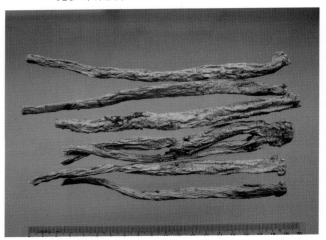

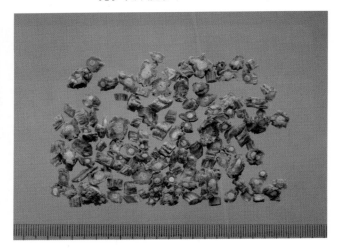